全国医学美容技术专业新形态教材

医学美容文饰技术

武　燕　主编

U0217347

手机扫描注册
一书一码

北京科学技术出版社

图书在版编目（CIP）数据

医学美容文饰技术 / 武燕主编 . —北京：北京科
学技术出版社，2021.7（2025.3 重印）
ISBN 978-7-5714-1570-9

Ⅰ . ①医… Ⅱ . ①武… Ⅲ . ①美容术 Ⅳ . ① R625

中国版本图书馆 CIP 数据核字（2021）第 095423 号

责任编辑：曾小珍
责任校对：贾　荣
责任印制：李　茗
封面设计：昇一设计
版式设计：瑾源恒泰
出 版 人：曾庆宇
出版发行：北京科学技术出版社
社　　址：北京西直门南大街 16 号
邮政编码：100035
电　　话：0086-10-66135495（总编室）
　　　　　0086-10-66113227（发行部）
网　　址：www.bkydw.cn
印　　刷：北京捷迅佳彩印刷有限公司
开　　本：787 mm × 1092 mm　1/16
字　　数：200 千字
印　　张：16
版　　次：2021 年 7 月第 1 版
印　　次：2025 年 3 月第 3 次印刷
ISBN 978-7-5714-1570-9

定　　价：68.00 元

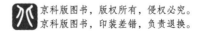

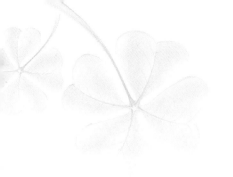

编审委员会

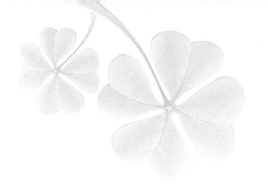

编者名单

主　编　武　燕

副主编　许珊珊　徐　玲　周　羽

编　者（按姓氏笔画排序）

卜肖红（安徽中医药高等专科学校）

王　娜（安徽秀色教育集团）

许珊珊（淮南联合大学）

李春雨（安徽中医药高等专科学校）

邱子津（重庆医药高等专科学校）

张国玲（天津医学高等专科学校）

武　燕（安徽中医药高等专科学校）

周　羽（盐城卫生职业技术学院）

周　莉（四川中医药高等专科学校）

倪　莹（潍坊护理职业学院）

徐　玲（四川卫生康复职业学院）

徐文娟（江苏顾泽朝聚眼科医院）

唐莹莹（长沙卫生职业学院）

黄泽慧（安徽中医药高等专科学校）

曾欣怡（广州卫生职业技术学院）

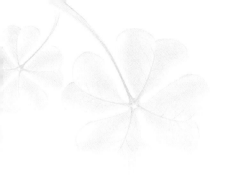

前　言

　　医学美容文饰技术是医学美容技术的重要组成部分。随着美容行业的发展，医学美容文饰技术现已发展成为集现代医学技术、容貌美学、艺术创作为一体，并实施于眉、眼、唇及身体其他部位后重塑出新的色彩形态的创伤（微创）性皮肤着色术。随着人民生活水平的提高，医学美容文饰技术的市场需求越来越大，并已成为医学美容技术专业学生必须掌握的专业技能。

　　本教材分为理论知识和技能实训两部分。理论知识篇围绕与眉、眼、唇医学美容文饰技术有关的美学设计、文饰器械、应用解剖、适应证、禁忌证、注意事项、不良反应等问题进行论述和介绍。技能实训篇将医学美容文饰操作技术系统化分解为 4 个类别和24 个具体技能实训项目，遵循由易到难、循序渐进的原则组织教材内容、设计训练方法，通过对实践技能项目化、任务化、渐进化的分解，让学习者能够由易到难、循序渐进地掌握操作技能。综合技能实训将细化的技能整合，最终使学习者获得综合运用医学美容文饰技术的能力。注重将职业态度、创新能力、学习能力、质量意识、规范意识、安全意识的培养融入学习过程，助力学习者长期职业生涯的发展。

　　医学美容文饰技术是医学美容领域的新兴学科，由于时间仓促，本书内容尚有不完善之处，希望从事医学美容文饰技术的从业者多提宝贵意见，以利于本教材的进一步修订和完善。

　　本教材采用活页式装订，便于学习者携带和使用，更有利于学习资料的积累和整合，实现学习资源的动态生成。

　　多位医学美容文饰专家参与了本教材的编写，并提供了大量案例图片及视频资源，在此表示诚挚的谢意！

本教材得到了安徽省2019年度省级质量工程——医学美容文饰技术精品线下开放课程（2019kfkc180）、安徽省教育厅2021年高等学校省级质量工程教学研究重点项目——医学美容文饰技术新型活页式、工作手册式教材开发（2021jyxm0843）和国家职业教育提质培优行动计划——校企双元开发的职业教育规划教材《医学美容文饰技术》的资助，特此感谢！

武燕

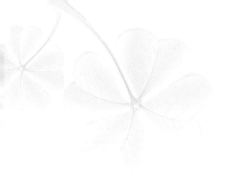

目　录

上篇　理论知识篇

下篇 技能实训篇

上篇
理论知识篇

第1章　医学美容文饰技术概述

学习目标

1. 掌握医学美容文饰技术的概念及原理。

2. 掌握医学美容文饰技术操作对环境及文饰技师的要求。

3. 熟悉手工文饰笔、电动文饰仪、文饰针、文饰色料等医学美容文饰用具的使用方法及要求。

4. 了解医学美容文饰技术的规范化操作标准。

5. 激发学生对医学美容文饰工作的热爱，培养学生作为医学美容文饰技师应有的职业素养及职业道德。

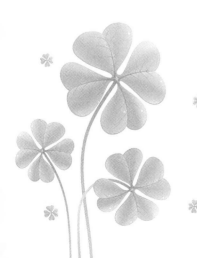

第1节　医学美容文饰技术的概念及原理

医学美容文饰技术的概念及原理

一、医学美容文饰技术的概念

医学美容文饰技术是指医学美容文饰技师以人体美学理论为指导，通过文饰微创技术将色料植入人体皮肤浅层，从而起到修饰美化人体的一项涉及侵入性医疗操作行为和人体美学的医学美容修饰技术。

医学美容文饰技术现已发展成为集现代医学技术、容貌美学、艺术创作为一体的，并实施于眉、眼、唇及身体其他部位后重塑出新的色彩形态的创伤（微创）性皮肤着色术，其多具有美容修饰性，可增强局部美感及整体和谐之美。

二、医学美容文饰技术的分类

医学美容文饰技术是医学的严谨性、美学的艺术性和技术的实践性的完美结合。

医学美容文饰技术一般分为：文眉、文美瞳线、文唇、其他（文身、文乳晕、瘢痕修饰）等。

三、医学美容文饰技术的原理

现代医学美容文饰技术主要指的是文眉、文美瞳线、文唇及小型文身等，其原理是用文饰器械刺伤皮肤或黏膜，将特殊染料植染于人体皮肤组织内，形成长期不褪色的新眉形、美瞳线、唇形及唇色。医学美容文饰技术在本质上是一种创作性皮肤、黏膜着色术，是一项半永久性的医学美容技术。其根本目的是在原有的眉、眼、唇基础上，利用现代美容手段掩饰瑕疵、弥补缺陷、扬长避短、修饰美化，创造出更理想的眉、眼、唇的形态及色泽，以达到增强局部和整体容貌之美的效果。

从本质上说，医学美容文饰技术是在人体上进行的一项带有微创性质的医疗操作技术，其侵入性和损伤性符合医学美容范畴。因此，医学美容文饰技术的实施必须遵循医学原则、符合医学要求，在做到对人体组织无病理损害和不良反应的基础上达到美化、修饰容貌的效果。

第2节 医学美容文饰技术操作的基本要求

医学美容文饰
技术操作的基
本要求

一、医学美容文饰技术操作对环境的要求

（1）配有独立操作间，文饰操作间要干净整洁、通风，配紫外线消毒灯和臭氧消毒机。

（2）配有洗手池、冷热水、肥皂及纸巾等。

（3）配有医疗分类垃圾箱。

（4）配有相应的急救设备。

（5）配有一次性手套、工作服、工作鞋、口罩、帽子等无菌操作用品。

二、医学美容文饰技术操作对文饰技师的要求

（1）文饰技师经过人体美学和文饰技术相关知识的培训后，还需经过相关的医学知识培训，考核合格后，进行为期1个月的实习，在国家工商部门注册后，方可就业。

（2）文饰技师的年龄须在18岁以上，身体健康，有正规医疗机构的体检证明。

（3）文饰技师应具备一定的文化水平（高中或职高以上）。

三、医学美容文饰技术操作对用具的要求

（一）对文饰仪的要求

（1）文饰仪应可多挡位变速以进行不同速度的文饰，慢速适合文眉，文眼线及文唇则需要快速，所以应设有不同转速。

（2）文饰仪针帽应符合负压原理，有储存色料的功能，可以达到类似自来水笔的效果。

（3）文饰仪运转时的上下伸缩距离应为 2.7～3mm，针尖在运转过程中外露 2.2～2.5mm 才能保证针针上色、不走空针。

（4）通过文饰仪嘴头调节针尖外露的长度（嘴头可通过螺栓进行调节）。

（5）文饰仪应具有牢固的锁针装置，以避免在文饰过程中出现飞针的情况。

（6）文饰仪应配有单针、圆针、排针等多种型号的文饰针及针帽，以实现一机多用。

（二）对文饰针的要求

（1）无菌独立包装。

（2）针尖锋利。

（3）单针针体直径应为 0.3 ~ 0.4mm，否则文刺时会增加疼痛感。

（4）圆形或矩形排针的针缝间距恰当，夹带色料充足，不易走空针。

（5）圆形或矩形排针的针尖应在同一平面上，避免文刺时深浅不一。

（6）圆形或矩形排针连接点的锡焊点应距离针尖 1 ~ 1.5cm。

（三）对文饰手工笔的要求

（1）笔头切割部应具有弹性。

（2）螺栓部分应锁得紧，打得开，操作方便。

（3）文饰针片应为无菌独立包装。

（4）文饰针片应排列整齐、具有弹性，针尖锋利，针体细，形成的弧度应在一条线上。

第 3 节　医学美容文饰技术的用具

医学美容文饰技术的用具

一、医学美容文饰技术操作的必备用品

（一）文饰工具

电动文饰仪、文饰针、色料杯、手工文饰笔、文饰针片等。

（二）消毒用品

隔离衣、隔离帽、无菌手套、无菌镊、弯盘、无菌棉签、无菌棉球、无菌纱布、无菌铺巾等。

（三）文饰药品

2% 碘伏、75% 酒精、1‰新洁尔灭消毒液、5% 利多卡因乳膏、抗生素滴眼液、抗生素眼膏、急救药品等。

（四）设计用品

眉笔、眉剪、修眉刀、唇线笔、眼线笔、文饰定位笔、转印油等。

（五）文饰色料

文饰色乳、文饰色膏等。

（六）文饰设备

美容床、操作推车、照明设备等。

二、电动文饰仪

电动文饰仪是文饰技术操作中的主要工具之一（图 1-1），它的质量与性能直接影响着文饰技术水平的发挥，因此选用的仪器应符合文饰仪器的国家相关标准（其基本要求为：噪音小、速度快、无抖动，平稳耐用，有调速装置；锁针装置牢固，耐磨损，针尖牢固、安全，插针、取针容易；机身清洁方便，针头独立包装、塑封，保证无菌；机器可 360° 调整，机身轻巧、使用方便，可长时间使用；开启、控制方便，重心稳定）。推荐使用配有半永久全抛一体机针（图 1-2）的文饰仪。

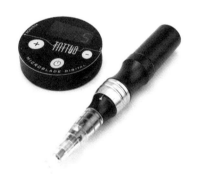
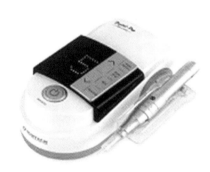

图 1-1　电动文饰仪

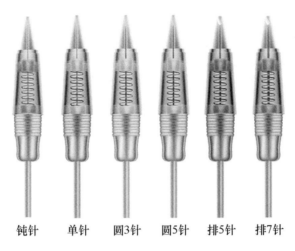

钝针　　单针　　圆3针　　圆5针　　排5针　　排7针

图 1-2　半永久全抛一体机针

在购进一台新的文饰仪时，首先要认真阅读使用说明书，了解机器的性能、特点、操作要求及保养注意事项。按照说明书要求对机器进行检查，测试机器各部分功能是否正常，并做到熟练掌握机器的操作方法。在此基础上，方可正式进行文饰实践工作。

电动文饰仪外形如同粗大的圆珠笔，并配有稳压电源，机身内有一微型电动机，其转轴上的连杆与卡针具相连，并带动其转动。使用时，把文眉针插入卡针具的十字孔内，套上针帽，并调整针帽暴露部分的长短，从而控制刺入皮肤的深度。当电路接通后，将机器调到所需挡位，按下开关，文饰仪的针被电动机带动而高速旋转，操作时做垂直的运动以刺破皮肤的表皮及真皮浅层，并将特定的色料文刺到皮肤的表皮和真皮浅层的组织内，从而留下持久的颜色。一般文饰仪刺入皮肤的深度为 0.5 ~ 0.7mm，不应超过 1mm。

三、手工文饰笔

手工文饰笔由笔杆、螺纹旋扣与笔头针组成。文饰笔应符合国家卫生要求，螺纹旋扣固定牢固、安全，笔杆轻巧、符合人体力学原理。

（一）十字口手工文饰笔

十字口手工文饰笔是手工文饰划刺操作的工具，笔头卡口为十字形，用于固定划刺排针（图 1-3）。

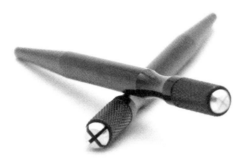
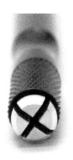

图 1-3 十字口手工文饰笔

（二）圆口手工文饰笔

圆口手工文饰笔是眉部手工文饰点刺操作的工具，其结构与十字口手工文饰笔相似，只是笔头有差异。圆口手工文饰笔的笔头的十字中央有圆孔，用于固定点刺针（图 1-4）。

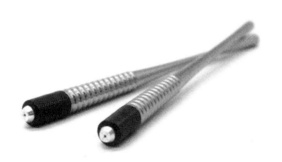
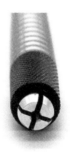

图 1-4 圆口手工文饰笔

四、手工文饰针

（一）划刺排针

针体为不锈钢材质，针尖锐利，由数枚钢针平行排列固定而成，针尖排列成弧形或直线形（图 1-5），有排 12 针、排 14 针、排 16 针、排 18 针等多种型号可供选择，无菌独立包装。使用时，将其固定于十字口手工文饰笔的十字口内，使针体与手工文饰笔成斜角，针体的角度及露出的长度视使用者习惯而定（图 1-6）。

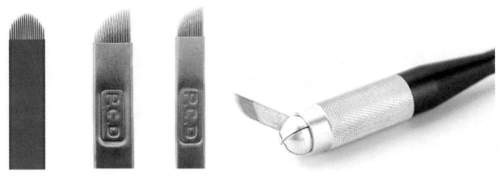

图 1-5　划刺排针　　　　　　　　　图 1-6　划刺排针的固定

（二）点刺针

针体为不锈钢材质，针尖锐利，由数枚钢针束成圆形，针尖排列在一个平面上，有圆 3 针、圆 7 针、圆 9 针、圆 17 针等多种型号可供选择，无菌独立包装。使用时，将其固定于圆口手工文饰笔的圆形卡扣内，针体露出的长度视使用者习惯而定（图 1-7）。

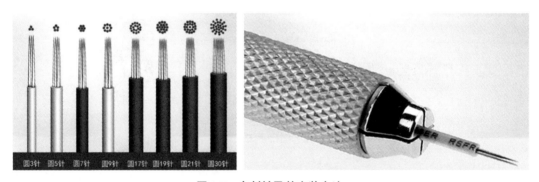

图 1-7　点刺针及其安装方法

五、医学美容文饰色料

（一）基本要求

医学美容文饰色料应符合国家卫生要求，严禁应用工业色料。选用色料的基本要求有：专用、无毒，不含重金属，经过无菌处理，对身体无毒、无害、无副作用、不致畸、不致癌，经相关部门检验合格（应有检验报告）。安全的色料应具有以下特征：浓度适中、颜色纯正、色泽稳定、浸透力强；永久色料要求附着性好、不脱色、不扩散；半永久色料要求褪色曲线稳定、不变色，无须多次补色，文饰后效果自然逼真。

此外，文饰色料一般可分为两大类：化学类（化学染料与化学合成的食品色素）和非化学类（天然无机物与生物色素）。文饰色料在发展过程中出现过不同的类别，特性各不相同，见表1-1。

表1-1　各种色料的简单对比

时期	色料类别	稳定测试	反光测试	混合测试	用后结果
早期	化学染料	动态溶于水，水变色	反光	会变成另一种新色	变色及扩散溶解，渗透
中期及后期	化学合成的食品色素	动态溶于水，水变色	不反光	会变成另一种新色	易产生色素中毒、过敏、排异现象
现代	天然无机色素	不溶于水，不变色，热熔点1500℃以上	亚色，不反光	不会变成另一种新色	稳定，不会引起病变
	生物色素	从动植物中提取，微溶于水，勿直晒，存放温度为1～20℃，需严格保管，卫生要求高	亚色，不反光	不会变成另一种新色	颜色自然，无毒，但需皮试，过敏体质禁用，不可混入麻醉药及止血剂使用

（二）色料的选择

文饰色料有黑色、棕色、灰色、红色等系列色料，有膏状、乳状、液状等多种质地，使用时可根据受术者的情况选择色料和临时配色；不同品牌相同颜色的色料会有色差，搭配使用时要谨慎；常规配备褪色液，以修正色料着色过度；使用前应用力摇匀，以利于均匀着色。

（三）色料在皮肤内的着色变化

1. 化学色料　在皮肤内是动态的，大部分化学色料会向深层渗透。文饰时间越长，渗透得越深，多用于永久性文饰，但其后期容易发生变色及晕色。

2. 非化学色料　在皮肤内是静态的，文饰于皮肤的真皮浅层，色料颗粒在皮肤内会被人体的免疫细胞所包围并逐步吞噬，不发生渗透和扩散，着色效果相对稳定，并会随着时间的推移而逐步消失，多用于半永久性文饰。

六、医学美容文饰技术的练习用品

医学美容文饰技师必须经过大量的练习，才能掌握医学美容文饰技术。初学者可以选择和人的皮肤质地接近的硅胶练习用品来进行练习。

眉部文饰技术的练习可以使用文饰练习用硅胶平面皮（图1-8），美瞳线文饰技术的练习及唇部文饰技术的练习可以使用3D眉眼唇部硅胶练习皮（图1-9），综合技术练习可以使用面部文饰立体练习皮（图1-10）或硅胶立体人头（图1-11）。

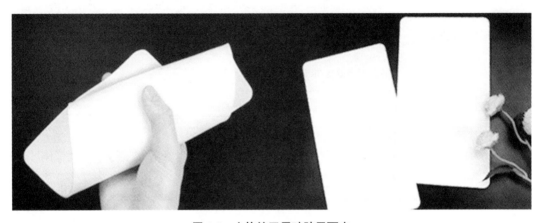

图1-8　文饰练习用硅胶平面皮

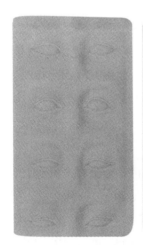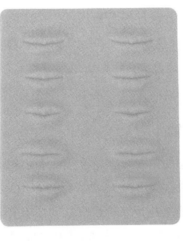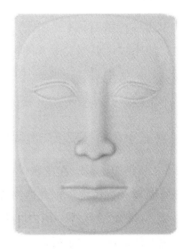

图1-9　3D眉眼唇部硅胶练习皮　　　**图1-10　面部文饰立体练习皮**

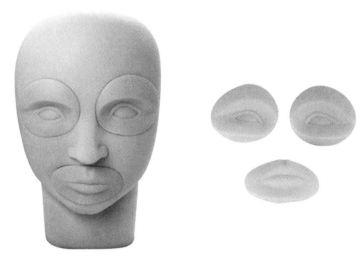

图 1-11　硅胶立体人头

第4节　医学美容文饰技师的职业素养及道德规范

一、医学美容文饰技师应具备的职业素养

（一）具有丰富的美学知识及素养

医学美容文饰技术是应用人体美学、医学技术、艺术创作的原理及方法，对人体外表进行修饰的技术，目的是实现人体美及健康美。作为一名医学美容文饰技师，除了掌握医学美容文饰技术的知识和技能之外，还应对美学有深刻的认识，学习与掌握医学审美评价的相关知识，树立正确的审美观，运用科学的、与时俱进的审美标准来指导实践。而这些认识不仅来源于基础医学，还来自于绘画、音乐、舞蹈、雕塑、文学和社会学等美学知识的熏陶。只有具备丰富的医学知识和技能，又具备广博和深厚的美学底蕴，并拥有良好的人文素养才能成为一名合格的医学美容文饰技师。

医学美容文饰技师的外在形象与综合素质，不仅可以从医学美容文饰技术的服务过程中反映出来，还可在其言谈、举止、仪表，以及日常工作中的精神、态度、表情、语言，包括服务风格、服务规范化程度等细节中表现出来。医学美容文饰技师应该是给人们形象和心灵带来完美、愉悦的体验，并创造生命活力美的天使。

（二）具有广泛的学科基础知识与技能

随着社会经济的发展、医学模式的转变和健康观念的更新，以及求美者不断提升的服务要求，医学美容文饰技师要不断更新知识结构，完善知识体系，才能适应行业发展的需要。因此，医学美容文饰技师应具备广博的学科知识、熟练的技能、开阔的视野和不断进取的创新精神。

为了达到最佳服务效果，医学美容文饰技师除了应具备美学及医学的基础理论外，还要学习皮肤解剖生理学、美术基础等相关学科知识，同时还要不断提高自己的专业操作技能。医学美容文饰技师应以丰富的专业知识、正确的审美观念、娴熟的操作技巧、深厚的艺术底蕴、强烈的创新意识、良好的人文素养、高尚的人格魅力等，为增进人体健康美服务。

（三）具备一定的美容心理学知识

现代生物—心理—社会医学模式强调社会心理因素在医学中的作用。从心理学的角度来看，爱美本质上是人的社会性需要。在医学美容文饰工作中，要重视受术者的心理状态，并将其贯彻于美容文饰服务的全过程。由于人们的社会背景、文化素质、经济地位以及所处的环境决定其心理状态，故应对每一位受术者进行心理分析，明确其求美动机、审美偏好，根据每一位受术者的具体情况开展美容文饰的术前沟通及设计工作，为每一位受术者提供个性化美容文饰服务。对于存在求美心理异常的受术者，要进行及时有效的心理疏导，确保其对医学美容文饰技术的服务满意度。

二、医学美容文饰技师应具备的职业道德

（1）遵守国家相关法律法规及行业规章制度。

（2）对受术者友善礼貌、热情诚恳、一视同仁，不可厚此薄彼。

（3）仪表得体，谈吐高雅，举止端庄。

（4）严格遵循医学美容文饰技术的操作规范及操作要求，确保美容文饰的效果及受术者的健康安全。

（5）以真诚、通俗的话语与受术者交流，以诚恳的态度来回答受术者提出的疑问，准确权衡预期的效果和受术者的期望值，实事求是，切忌夸大其词。

第5节　医学美容文饰技术的规范化操作标准

一、工作区域分区明确、布局合理

医学美容文饰技术的皮损程度浅、手术范围相对较小，手术要在洁净的操作间进行。

工作区域应划分为：缓冲区、洁净区、排（污）通（出）区。各区域应有明显标识，区域之间全隔断；设洁、污双通道；做到人员和物品洁、污分流，避免交叉感染。

（一）缓冲区设施

包括墙面镜、手镜、设计台、受术者座椅、外敷麻醉药、受术者存包柜、洗手台、卫生间、更衣柜、更鞋柜。

（二）洁净区设施

整体面积不少于 12 ㎡（根据工作需要，内部可做隔断）。室内墙面、地面光洁，人工换气，不得使用容尘性隔断物及装饰物。内置：无菌物品间（柜）、药品间（柜）、文饰床（椅）、技师座椅、机械台或文饰车、冷光源聚光照明灯。

（三）排（污）通（出）区设施

包括污物收纳间（柜）、卫生间及排（污）通（出）渠道。

二、各工作区域的用途

（一）缓冲区

本区用来接待准备文饰的受术者，与受术者进行术前沟通，告知并签订《知情协议书》，拍术前照，设计眉眼唇形并进行确认，外敷麻醉药，方便工作人员及受术者更衣、换鞋。完成以上操作，经由隔断门进入洁净间。

（二）洁净间

文饰技师在此接待受术者并实施文饰术操作。

（三）排（污）通（出）区

工作中的所有废弃物的处置通道及术后受术者离开的通道（不可折返逆行）。

三、清洁区的环境和消毒要求

（一）环境要求

应洁净、安静。操作前半小时停止打扫墙面、地面及更换床单等，避免尘埃飞扬。非受术者不得入内。

（二）操作间消毒

每天用紫外线灯消毒一次，紫外线灯的照射时间不低于 30 分钟。保持紫外线灯管清洁，每周用 95% 的酒精擦拭紫外线灯管一次，紫外线灯管累计使用时间超过 1000 小时则应更换。

（三）地面及工作台面消毒

每天营业前 30 分钟，使用含 500mg/L 有效氯的消毒剂（优氯净）拖擦地面并擦拭工作台面。每周大扫除一次，彻底清洁墙壁、地面和室内物品。

（四）拖把、抹布

分区专用，要有明显的标识，使用后分类清洗、消毒、晾干、保存。

（五）文饰车

上层为清洁区，下层为污染区。物品按区划归属标准有序摆放，用毕归位。由操作负责人做可追溯的书面登记

（六）洁净手术室的洁净度等级标准（表1-2）

表1-2　洁净手术室的洁净度等级标准

等级	手术室名称	沉降法（浮游法）细菌最大平均浓度		表面最大染菌密度	空气洁净度级别	
		手术区	周边区		手术区	周边区
I	特别洁净手术室	0.2 个 /30min Φ90 皿（5 个 /m³）	0.4 个 /30min Φ90 皿（10 个 /m³）	5 个 /cm²	100 级	1000 级
II	通用洁净手术室	0.75 个 /30min Φ90 皿（25 个 /m³）	1.5 个 /30min Φ90 皿（50 个 /m³）	5 个 /cm²	1000 级	10000 级
III	一般洁净手术室	2 个 /30min Φ90 皿（75 个 /m³）	4 个 /30min Φ90 皿（150 个 /m³）	5 个 /cm²	10000 级	100000 级
IV	准洁净手术室	5 个 /30min Φ90 皿（175 个 /m³）		5 个 /cm²	300000 级	

四、医学美容文饰技术的消毒隔离标准

（一）术者

1. 更衣　着生活装不可进入洁净间，术者应更换隔离衣。离开文饰间应外罩白大褂，返回文饰间要再次更衣换鞋。

2. 换鞋　进入洁净区应更换已消毒的洁净区专用鞋。

3. 戴帽子和口罩　进入洁净区时必须佩戴消毒的一次性帽子和口罩。帽子要罩住头发，口罩要掩住口鼻。

4. 手部消毒并佩戴无菌手套　按手部消毒要求进行洗手、泡手，或用手部消毒剂擦手后再佩戴无菌手套。

（二）受术者

1. 换鞋　换洁净区的专用鞋。

2. 更衣　穿一次性消毒衣。

3. 戴帽　戴一次性帽子，罩住头发。

4. 物品　受术者不可带任何物品进入洁净区。

（三）文饰色料

文饰色料保存必须符合无菌条件，防止病原微生物侵入。随用随取，以防止色料被污染。文饰色料要标注开瓶日期、放入无菌柜内、避光、4～8℃保存，每天检查。文饰色料一经取出即使未使用也不可再放回原位。

（四）文饰操作工具

1. 文饰无菌包　内置文饰针片、针、色料杯、修眉刀片、棉球、弯盘、止血钳、治疗巾。

2. 文饰仪　每客一用，低温等离子消毒（或用紫外线照射箱照射消毒，时间不少于30分钟）。

以上消毒工作由操作负责人每天做可追溯的书面文字记录。

五、医疗废弃物的处置

（1）将废弃的安瓿瓶放入可以开关的收纳盒内，装好，用胶带密封并标记"医废利器，小心伤人"，放入医疗废弃物垃圾袋集中处置。

（2）废弃的文饰针及针片。修眉刀片、注射器针头，毁形后放入医疗废弃物利器盒收集，利器盒装满后封闭盖子，放入医疗废弃物垃圾袋集中处置。

（3）废弃的注射器针管。抽出注射器内芯，针管乳头毁形，装入医疗废弃物垃圾袋集中处置。

（4）污染敷料。装入医疗废弃物垃圾袋集中处置。

以上医疗废弃物的处置，由处置负责人每天做可追溯的书面文字记录。

六、无菌物品的处理

（1）一次性无菌消毒物品的使用要求：①一次性无菌物品的选择应按照有关规定严把准入关；②一次性无菌物品应安置在清洁干燥处，与非无菌物品分开放置；③使用前检查包装袋的完整性，在包装袋上注明的有效期内使用；④严禁重复消毒、使用一次性医疗物品，使用后的一次性医疗物品应按照有关规定进行消毒并毁形。

（2）无菌物品与非无菌物品必须分区放置，防止混淆。

（3）无菌敷料及无菌器械包由专人负责请领并保管。

（4）灭菌物品应存放于无菌专用柜内（离地面20cm、距天花板50cm、离墙5cm以上），无菌包应按灭菌日期先后顺序排列使用。包外注明物品名称、灭菌日期、失效期、化学指示带、负责人签名。

（5）负责人应每天检查无菌包的灭菌日期及保存情况。在未污染及包布未破损情况下有效期为 7 天，纸塑密闭独立包装的无菌包有效期为 6 个月。过期或包装受潮、破损，应重新灭菌。无菌包一经打开，24 小时内有效，过期重新灭菌。

以上无菌用品都要明确具体责任人，所有流通环节都要由责任人做可追溯的书面文字记录。

七、医学美容文饰技术的操作流程

（一）术前准备

（1）术者：①穿洗手衣、换消毒鞋、带一次性帽子和口罩；②七步洗手法洗手或清洁手部后使用手消毒剂进行手部消毒。

（2）受术者：①卸妆、洗脸、拍术前照；②敷麻醉药。用安尔碘消毒眉部皮肤，受术部位外敷膏体麻醉药并覆盖保鲜膜 15～20 分钟，局部感觉减退后去除外敷药膏；③穿一次性消毒衣，换上洁净区专用消毒拖鞋，戴一次性消毒帽。

（二）用品准备

（1）文饰无菌包。内置物品：文饰针片 1 片、文饰针 1 根、色料杯 1 个、修眉刀片 1 片、棉球 30 个、弯盘 1 把、止血钳 1 把、布巾钳 4 把、洞巾 1 块、治疗巾 3 块。

（2）文饰仪。

（3）碘伏。

（4）生理盐水。

（5）无菌手套 1 双。

（6）敷料缸。

（三）打开文饰无菌包

（1）先检查文饰无菌包的名称、日期，消毒指示卡达标变色，包布无破损、无潮湿。

（2）用手打开包布外层，用无菌持物钳打开包布内层。

（四）倾倒液体

倾倒少许无菌生理盐水于弯盘中，以用于皮肤清洁、擦拭色料。倾倒少许碘伏于敷料缸内，以用于消毒。

（五）戴无菌手套

（1）洗手后擦干双手，核对无菌手套袋外的号码及灭菌日期。

（2）打开手套袋，左手捏住两只手套翻折部分，提出手套，使两只手套拇指相对。右手先插入手套内，再用戴好手套的右手 2~5 指插入左手手套的翻折部内，帮助左手插入手套内，然后将手套翻折部翻回盖住手术衣袖口。

戴手套时应注意未戴手套的手不可触及手套的外面，已戴手套的手不可触及未戴手套的手或另一只手套的内面。发现手套有破损，应立即更换。

（六）设计

设计眉形、唇形、美瞳线形态至受术者满意，并进行固定。

（七）消毒文饰部位

用碘伏消毒文饰部位 3 次，由中心向外消毒，不可回擦。注意勿将眉形擦掉，定型线处可用点蘸法消毒。

（八）调试文饰仪

安装文饰针片或文饰针，并调试好文饰仪。

（九）准备色乳（膏）

将调好的色乳（膏）装于色料杯内并放置在安全位置。

（十）文饰操作原则

宁浅勿深、宁窄勿宽。

（十一）操作完毕

将受术者面部擦拭干净，在文饰部位上涂上术后修复剂并把用过的针片放入医疗废弃物利器盒，最后脱手套（用戴手套的一只手捏住另外一只手套腕部翻转脱下，已脱下手套的手指插入另外一只手套内将其翻转脱下，将手套弃于医疗废弃物垃圾桶，然后洗手）。

（十二）术后医嘱

术后处理：文饰结束后，应清洁受术者文饰部位，局部可涂术后修复剂，同时向受术者嘱咐和交代术后注意事项，并随访1周。

术后注意事项：注意文饰部位的卫生，防止感染，术后1周左右脱痂；若着色不满意至少1个月后沟通补色事宜。

（十三）术后拍照

引导受术者拍术后照片，流程结束。

第1章
复习思考题

（武　燕）

我的笔记

第 2 章　医学美容文饰技术的美学设计

学习目标

1. 掌握眉部、眼部、唇部美容文饰技术的美学设计原则。

2. 熟悉容貌美的基本特征及医学美容文饰技术美学设计的基本原则与要求。

3. 了解眉部的容貌美学、美瞳线的容貌美学、唇部的容貌美学。

4. 引导学生树立正确的审美观，培养学生与受术者积极地进行审美沟通的意识。

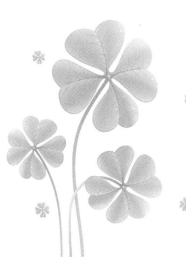

容貌美学

第1节　容貌美学

容貌又称相貌、面貌、容颜，是指人的头面部及五官的轮廓、形态、神态和气色。容貌居于人体之首，是人体最袒露的部位，也是最引人注目的部位。容貌中的五官是展示人的心灵、情感及个性的窗口。

容貌集中地反映了人体美的所有形式和内容，例如对称、比例、曲线、和谐、个性等。因此，容貌必然成为人体审美的主要目标。

一、容貌美的基本特征

（一）容貌的对称美

对称是指一个整体各部分之间布局相称和相适应，对称是容貌美的重要形态标志之一。人类的容貌以鼻梁中线为轴，处处体现了对称美的原则。例如，眉、眼、唇、耳等部位都是对称的。

容貌的对称美不仅体现在静态结构的对称上，同时也包含容貌动态的协调一致。双眉的舒展、扬起，双睑的启闭，两侧眼球的运动，口唇的开合，以及表情形态都包蕴着对称美的内涵。

但容貌的对称是相对的，实际上人的面部只是基本对称。倘若人工地、依葫芦画瓢地造出一张完全对称的脸，则可能看起来呆板且毫无生气。

（二）容貌的比例美

美的容貌的基本结构特征之一是面部的局部与局部、局部与整体之间具有一定的比例关系，符合比例美的原则，从而达到容貌的和谐性、严整性和完善性。

关于容貌美的比例研究由来已久。我国古代就有关于"三停五眼"的记载。近代，西方学者迈克·康宁对面部进行了数学分析，提出了"容貌美方程式"，发现在容貌比例关系中，如果差异大于 5% 即可影响面部的魅力；如果差异大于 10%，则面部的魅力就大大降低。

（三）容貌的曲线美

曲线具有变化、流动、多样、统一的美学特征，能给人以愉悦的视觉体验，对女性的面部有很强的修饰效果。

女性的容貌处处蕴藏着曲线美的魅力，弯曲的双眉、富于弧度动态感的眼睑、闪动的睫毛、形似飞燕展翅的唇弓、微翘的唇角、突出醒目的鼻、高低起伏的面部轮廓，丰富多彩的表情变化，以及按一定规律组合的各局部的柔和、轻巧、优美的协调运动，再辅以美的质感、量感、色彩、立体感等，构成了容貌特有的曲线之美。

（四）容貌的和谐美

和谐即多样统一，是形式美的最高形态。"多样"体现了美在整体中的变化和差别。"统一"则体现了美的各部分在整体美中的一致性和统一性。

人类容貌的各部分形态结构及美感各异，但只有这些局部与局部、局部与整体协调和谐地统一在容貌美的整体格局中，才能体现出美的容貌所具有的独特风采和魅力。

（五）容貌的个性美

受遗传因素和环境因素的影响，人类的容貌存在较大的个体差异，不同种族、性别、年龄、个体之间，面部轮廓结构、五官形态分布、面部肤色、表情、风度和气质各不相同，形成了具有个体特征的容貌，呈现了丰富多彩的容貌美感。个性美是容貌美的灵魂。

无论容貌的审美观如何变迁，追求单一的容貌模式，都是不可取的。研究容貌美的差异性，提示医学美容文饰技师在塑造美的容貌时，要避免同一模式和单一的审美格局，应尽量体现个性特征。

二、眉部的容貌美学

（一）眉的美学意义

眉，在眼的上方，位于上睑与额部的交界处，是容貌的重要结构之一。在人的面部，除了灵动的双眸外，最能传神、表现人的内心和性格特征的就数双眉了。左右对称、浓淡相宜、粗细适中的双眉，对协调和平衡面部各结构之间的关系、显示情感个性、烘托容貌美均具有重要的作用和意义。

粗细适中、浓淡相宜、线条优美的双眉可以衬托眼部更具神采，使容貌的视觉感受更加明晰而和谐，为容貌美增添风采。相反，参差不齐的眉毛则会使容貌美感降低。

（二）眉的美学形态

1. 眉的外表形态　眉横卧于眼眶上缘眉脊处，界于上睑与额部之间，稍稍隆起。眉的内侧端为眉头，近于直线状；外侧端稍细为眉梢；眉头与眉梢之间为眉身（眉腰），略呈弧线状，弧线的最高点称之为眉峰。双眉的位置、形态、长短、色泽应相互对称，并与颜面各部位协调一致（图 2-1）。

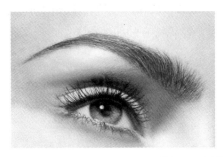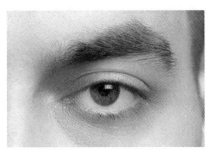

图 2-1　眉的外表形态

2. 眉的美学位置　眉的位置因人而略有差异，标准眉的美学位置如下（图 2-2）。

（1）眉头：位于内眦角正上方或略偏内侧，在鼻翼边缘与内眦角连线的延长线上。两眉头间距约等于一个睑裂长度。

（2）眉梢：稍倾斜向下，其尾端与眉头应大致在同一水平线上，眉梢的尾端在同侧鼻翼与外眦角连线的延长线上。

（3）眉峰：位置应在自眉梢起的眉长中外 1/3 交界处，或在两眼平视前方时鼻翼外侧与瞳孔外侧缘连线的延长线上。

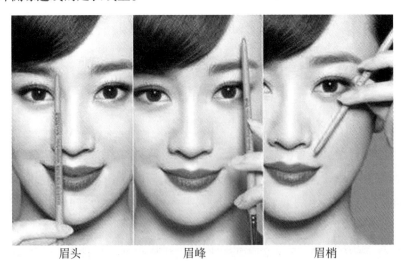

眉头　　　　　眉峰　　　　　眉梢

图 2-2　眉的美学位置

3. 眉毛的长势与排列　眉毛属硬质短毛，上、中、下 3 层相互重叠而成。眉头部分较宽，眉毛斜向外上方生长；眉梢部分基本一致斜向外下方生长；眉腰部的眉毛较密，大体上是上列眉毛向下斜行生长，中列眉毛向后倾斜生长，下列眉毛向上倾斜生长。眉毛的上述长势和排列，使眉梢部颜色重于眉头，而眉腰部颜色较深，其上下较淡。因此，眉的颜色浓淡相宜，层次有序，富于立体美感（图 2-3）。

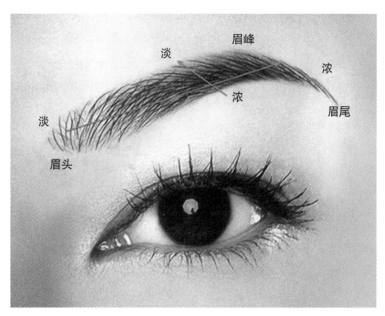

图 2-3　眉毛的长势与排列

4. 理想的眉部形态　理想的标准眉形应该是眉头在眼睛内眦角上方，眉梢位于眼睛外眦角与鼻翼外侧的连线的延长线上，若将眉长三等分，眉峰的位置应在自眉梢起的外、中 1/3 的交点处。

眉浓淡相宜，富有立体感，其弯度、粗细、长短、稀疏均得体适中且与其脸型、眼型比例恰当方能显出美感。

各种族都具有各自的眉部形态特征，由于受民族、文化、风俗等各种因素的影响，各种族甚至各民族的审美概念和标准也不尽相同，而且随时代变迁看法也有所改变，因此没有固定的标准。

5. 眉部文饰的美学意义　眉部的医学美容文饰技术是在受术者原有眉部形态的基础上，依据眉部的美学要求，为受术者设计与其容貌、气质、年龄、职业等相和谐的眉部形态，将半永久的色料植入眉部皮肤，修饰原有的缺陷与不足，并达到半永久保持的效果。

三、美瞳线的容貌美学

（一）美瞳线的美学意义

睫毛在睑缘排列形成的轮廓线称为美瞳线或眼线。人类的上下眼睑缘生长着 2~3 排硬质短毛，即睫毛。睫毛具有遮光、防风、防尘、防水的作用，可以保护角膜及眼球，使人类更好地适应自然环境。

人类的睫毛多为棕色或黑色，且弯曲向上排列于睑缘，在视觉上形成棕色或黑色的睑裂轮廓线，此轮廓线凸显了睑裂的轮廓形态。在眼睑睁开与闭合的运动过程中，睫毛随之上下运动，增强了眼部的动态美感，配合眼睛进行情感的表达和交流，对增强眼部的美感具有重要的意义（图 2-4）。

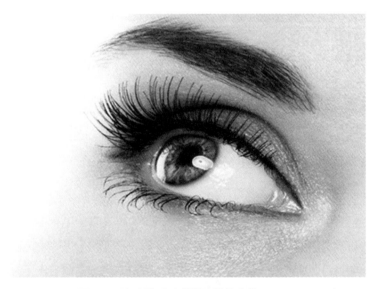

图 2-4　睫毛排列形成的睑裂轮廓线

（二）美瞳线的美学形态

1. 美瞳线的位置　美瞳线位于上睫毛根部，其范围不超过睫毛根部覆盖的上睑缘（图 2-5）。

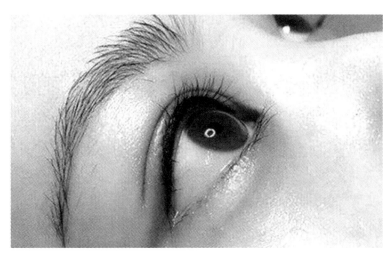

图 2-5　美瞳线的位置

2. 美瞳线的形态　美瞳线的形态为一条贴合上睑缘的弧线，内眼角处为起始端，因内眼角处的睫毛较细且排列稀疏，眼睑中部及外眼角处的睫毛较粗且浓密，美瞳线在内眼角处较纤细，向外逐渐增粗，在眼睑缘中外处最粗。外眼角处的睫毛弯曲向外上方，美瞳线的最外侧逐步向外上方延伸，很好地修饰了睑裂的轮廓形态（图 2-6）。

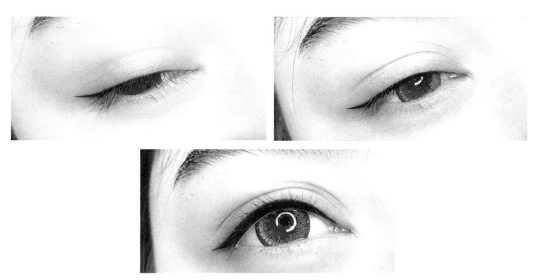

图 2-6　美瞳线的形态

3. 美瞳线文饰的美学意义　美瞳线的医学美容文饰技术是在受术者原有睑裂形态及睫毛生长情况的基础上，依据美瞳线的美学要求，为受术者设计与其睑裂形态、气质相和谐的美瞳线，将半永久的色料植入睑缘处的皮肤，加强睑裂轮廓形态的视觉效果，增强眼部美感，并达到半永久保持的效果。

四、唇部的容貌美学

（一）唇的美学意义

唇是面部最具色彩、表情和动感的器官，唇与面部表情肌密切相连，唇不仅具有说话、进食、亲吻和辅助吞咽等功能，而且具有高度特征化的表情功能。唇的形态、色泽、结构的完美与否对容貌美的影响十分重大。

唇在容貌美学中的意义首先是色彩美，由于唇外覆的黏膜非常薄且没有色素，所以能透出血管中血液的颜色，该处血运丰富，表现为唇色红润而醒目。娇艳柔美的朱唇是女性风采的特征之一。其次是形态美，上唇皮肤与唇红交界处所呈现的红唇弓，两端交汇为唇角，随着面部表情动作形态发生变化，表达了喜怒哀乐各种情绪，成为情感表达的焦点，因此唇也被称为"面容魅力点"。

（二）唇的美学形态（图 2-7）

1. **唇线**　也称唇缘弓，是唇部皮肤和唇红部交界处呈现的弓形曲线。上唇唇缘弓的曲线弧度变化大，形成了上唇的唇峰（唇弓峰）和唇谷（唇弓凹）。下唇唇线隆起呈弧形，与上唇对应协调。

2. **唇珠**　上唇唇缘弓与中央唇谷下前方有一结节状突起，唇珠两侧的红唇欠丰满，形成唇珠旁沟。

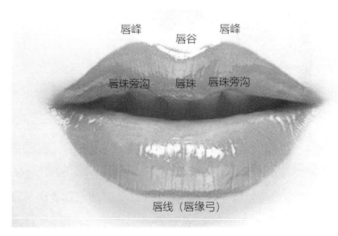

图 2-7　唇的美学形态

3．理想的唇部形态　唇线清晰，轮廓线清晰，下唇略厚于上唇。唇部的高度和宽度与面型、眉、眼、鼻相协调，口角微翘，唇珠突出，立体感强。

4．唇部文饰的美学意义　唇部的医学美容文饰技术是在受术者原有的唇部形态、色泽的基础上，依据唇部的美学要求，为受术者设计与其面型、五官、气质等相和谐的唇形，将半永久的色料植入唇黏膜下，修饰原有唇线和色泽的缺陷与不足，并达到半永久保持的效果。

第2节　医学美容文饰技术设计

医学美容文饰技术设计

一、医学美容文饰技术设计的原则与要求

（一）医学美容文饰技术设计的原则

医学美容文饰技术设计要依据受术者的容貌、肤色、气质、年龄、职业等特点，结合当下的审美，遵循确保健康、增添美丽、安全舒适的原则为受术者设计个性化的医学文饰操作方案。

（二）医学美容文饰技术设计的要求

1．宁浅勿深　医学美容文饰操作的深度切忌过深，文饰色料植入皮肤过深，色料易向皮肤深层扩散，造成变形、变色、洇色，且难于去除。

2．宁短勿长　文饰的线条切忌过长，尤其在初次文饰时，文饰线条不可过长，要留有余地，若不满意可以再次补充调整，文饰线条过长难于修正。

3．宁细勿宽　文饰范围切忌过宽，尤其在初次文饰时，文饰范围要留有余地，若不满意可以再次补充调整，文饰范围过宽难于修正。

4．宁轻勿重　文饰操作手法切忌过重，操作手法用力过重，会造成皮肤创伤较大，恢复时间延长，甚至形成瘢痕。

5．文饰禁忌　瘢痕体质、过敏体质或精神状态异常者，不宜进行文饰技术操作。文饰部位的皮肤有局部感染者应暂缓操作。

6．文饰配色　文饰色料的配色，应按照受术者的容貌、年龄、肤色、发色、气质等设计，按照适当的比例进行调配。

（三）眉部美容文饰技术的设计原则

1. 位置与自身眉毛互补原则　眉形总体位于面部上庭和中庭的分界处，尽量与受术者原有眉毛互补，不可偏离受术者原有眉毛太多。

2. 依据脸型设计眉形原则　人的脸型各种各样，设计眉形时，一定要与脸型相适应，才能达到增添容貌美的目的，具体的设计原则如下。

（1）标准脸型：又称鹅蛋形脸，搭配标准眉形。

（2）圆脸型：特点是脸短、偏圆、面颊饱满、五官集中。给人感觉圆润、亲切、可爱。眉形宜上扬、略粗，长短适宜，达到拉长面部和舒展五官的视觉效果。

（3）方脸型：特点是面部长宽相近，棱角较明显。眉形宜圆润、上扬，达到拉长面部与缓和棱角的视觉效果。

（4）长方脸型：特点是面部长度有余而宽度不足。眉形宜平缓，达到缩短面部长度的视觉效果。

（5）三角脸型：特点是额部窄、下颏宽大。眉形宜圆润上扬，眉峰靠外侧，达到舒展面上部的视觉效果。

（6）倒三角脸型：特点是额部饱满，下颏窄小，眉形宜平缓圆润，眉峰略微向内，达到收缩额部的视觉效果。

（7）菱形脸型：特点是颧骨突出，额部及下颏窄小，眉形宜上扬，眉峰靠外侧，达到收窄颧骨的视觉效果。

3. 符合受术者气质特征原则　眉形设计要考虑受术者的年龄、性格及气质特征，一般对于脸型宽阔、性格开朗者，可酌情设计较宽阔大气的眉形。对于脸型窄小、气质沉静者，可设计较窄细文静的眉形。

4. 尊重受术者审美观、适度调整原则　要和受术者充分沟通，了解受术者的审美观及个人喜好，可设计出几种眉形方案，反复比较，征求受术者意见，并在双方共同商讨的基础上，加以指导，设计出较理想的眉形。

5. 对称性设计原则　设计眉形时，一定要遵循两侧眉要对称的原则。两侧眉形的长短、高低、宽窄、色之深浅，眉头、眉峰、眉梢位置务必对称协调一致。设计眉形时，要用美容文饰测量尺协助操作，避免误差。眉形设计的最高境界是灵动与自然，有时候过于追求对称反而会呆板，美容文饰技师要灵活把握这一点。

6. 依据肤色与发色选择眉色的原则　正常肤色可选择中咖色，白皙肤色可选择浅咖色，深肤色可选择深咖色或灰咖色。发色为棕色系的可选择咖啡色系的色料，发色为黑色系的可选择灰色系色料。曾经做过眉部文饰、有底色者，要根据具体情况选择具有遮盖底色作用的色料。

（四）眼部美容文饰技术的设计原则

1. 位置与自身睫毛互补原则　美瞳线应文饰于上睑缘睫毛根部，尽量不超出睫毛根部范围，以达到既使睫毛更浓密、又不显突兀的自然效果。

2. 依据眼部形态设计美瞳线的原则　人的眼形各种各样，设计美瞳线时，一定要与眼部形态相适应，才能达到增添容貌美的目的，具体设计原则如下。

（1）双眼皮：文饰的宽度和长度都不超过自身的睫毛根部范围，只做到增加睫毛浓密感的效果，使睑裂轮廓进一步突出即可。

（2）内双眼皮：内眼角会有眼皮的遮盖，所以内眼角线条要细，从中间位置向眼尾方向线条由细渐粗，重点强调眼尾，增加眼睛层次感、深邃感。

（3）单眼皮：眼睑处的睫毛根部被眼睑皮肤遮盖，所以美瞳线的效果就不会特别突出，美瞳线可尽量设计得粗一些，以起到扩大眼形和增添美感的作用。

（4）圆形眼：美瞳线宜略细，长度略超出上眼睑睫毛根部，向外拉长眼角，以达到拉长眼形的视觉效果。

（5）细长形眼：美瞳线宜略粗，长度不宜超过睫毛根部范围，以达到增加眼睛宽度的视觉效果。

3. 尊重受术者审美观、适度调整原则　要和受术者充分沟通，了解受术者的审美观及个人喜好，征求受术者意见，并在双方共同商讨的基础上，设计出较理想的美瞳线。

4. 依据肤色及睫毛色选美瞳线色的原则　亚洲人文饰美瞳线大多应选择黑色，对于皮肤白皙、睫毛颜色浅淡者，可选择深咖啡色。

（五）唇部美容文饰技术的设计原则

1. 比例协调、形态美观原则　应依据唇部的美学比例设计唇形，但无论是外扩文饰或是内收文饰都应紧靠原唇红线进行，而且调整范围不应超过 1mm，要做到曲线优美和型随峰变。

2. 与脸型相协调原则　唇形设计应与脸型相协调，起到平衡脸型的作用，一般而言，脸型宽阔者，宜设计饱满圆润的唇形；脸型窄小者，宜设计小巧圆润的唇形。

3. 修饰唇形缺陷原则

（1）上、下唇过薄或口裂较小者。应采用扩唇设计，在原有的唇形轮廓基础上，扩出 1mm 左右的宽度。

（2）上、下唇过厚者或口裂较大者。可采用缩唇设计，在其原有的唇形轮廓基础上，将上、下唇线均向内缩进 1mm 左右的宽度。

（3）两嘴角下垂者。宜将两侧口角部的上轮廓线向外上提高。

4. 尊重受术者审美观、适度调整原则　要和受术者充分沟通，了解受术者的审美观，可设计出几种唇形方案，反复比较，征求受术者意见，并在双方共同商讨的基础上，设计出较理想的唇形。

5. 依据肤色及年龄选择唇色的原则　肤色白、唇色淡、年纪较小的受术者，可以粉色系为主色；肤色黄、唇色暗、年纪较大的受术者，可以橘色系为主色；喜欢明艳突出的红唇效果的受术者，可以红色系为主色。

第 2 章
复习思考题

（许珊珊）

我的笔记

第 3 章 医学美容文饰技术的无菌技术与消毒灭菌

学习目标

1. 掌握无菌技术的概念和原则。

2. 掌握医学美容文饰技术无菌操作的意义。

3. 熟悉医学美容文饰技术操作中常用的消毒灭菌方法及医学美容文饰技师应具备的无菌观念。

4. 了解医学美容文饰技术操作中的消毒灭菌要求。

5. 引导学生树立无菌意识和严格执行行业卫生标准的意识。

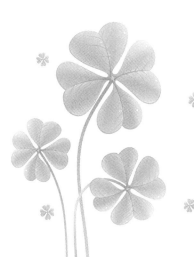

第1节　医学美容文饰技术的无菌技术

一、无菌技术的概念和基本要求

（一）无菌技术的概念

（1）无菌技术是指在执行医疗、护理技术的过程中，防止一切微生物侵入机体和保持无菌物品及无菌区域不被污染的操作技术和管理方法。

（2）无菌物品是指经过物理或化学方法灭菌后未被污染的物品。

（3）无菌区域是指经过灭菌处理而未被污染的区域。

（4）非无菌物品或区域是指未经灭菌或经灭菌后被污染的物品或区域。

（二）无菌技术的基本要求

（1）对环境的要求：进行无菌技术操作前半小时，停止卫生处理，减少人员走动，以减少室内空气中的尘埃。治疗室每日用紫外线灯照射消毒一次。

（2）对工作人员的要求：无菌操作前，衣帽穿戴整洁，口罩遮住口鼻，修剪指甲，洗手。

（3）对物品管理的要求：无菌物品必须存放于无菌包或无菌容器内，无菌包外注明物品名称，有效期为1周，并按有效期先后顺序排放。无菌物品和非无菌物品应分别放置。无菌物品一经使用或过期、潮湿应重新进行灭菌处理或丢弃。

（4）操作要求：取无菌物品的操作者身体距无菌区20cm，取无菌物品时须用无菌持物钳（镊），不可触及无菌物品或跨越无菌区域，手臂应保持在腰部以上。无菌物品取出后，不可过久暴露，若未使用，也不可放回无菌包或无菌容器内。疑有污染，不得使用。

（5）一物一人要求：一套无菌物品，只供一个受术者使用，以防交叉感染。

二、医学美容文饰技术无菌操作的意义

医学美容文饰手术无菌操作的意义比一般外科手术无菌操作的意义更为重要。因为

外科手术后，若有感染，经抗感染治疗痊愈后，仍称是治疗成功。若在实施医学美容文饰手术时发生了感染，可能造成愈合不良，进而影响色料着色甚至形成瘢痕，给受术者的容貌和心灵造成创伤，违背医学美容文饰技术遮盖、修复、塑造容貌美的初衷。

严格的医学美容文饰技术无菌操作，可以大大减少甚至杜绝感染的发生，减少不良文饰效果的出现及不良反应的发生，提高受术者的满意度。因此，无菌操作技术在医学美容文饰手术中的地位是相当重要的。

三、医学美容文饰技师应具备的无菌观念

作为一名医学美容文饰技师，应具备多方面的素质。对无菌观念的理解也应视作其专业素质之一。我们认为，作为一名合格的医学美容文饰技师，应具有以下无菌观念。

（1）微生物无处不在：外界环境生长着各种各样的微生物，其中一部分是致病的、有害的。微生物虽小，但借助仪器仍能看到它。不管肉眼观察如何干净，环境中仍有大量微生物。从医疗美容角度看，未消毒的美容室、美容制品表面、受术者衣服和皮肤、文饰技师的衣服和体表都存在大量微生物。

（2）无菌要求是相对的：医学美容文饰手术需要尽量做到操作环境及操作过程无菌。但其无菌的程度是相对的，只要达到将有害微生物的数量减少至无害程度即可，并不要求杀灭一切微生物。

（3）无菌区域与非无菌物品隔离：一经消毒的无菌物品或者手，就要将这些地方视为无菌区域。在医学美容文饰术操作过程中，只能和无菌物品相接触。若无菌区域遭到污染，就要重新进行消毒灭菌。

美容文饰操作间的布置、各种物品器械的消毒灭菌、文饰技师操作前的准备、穿戴消毒手套和消毒衣、文饰部位皮肤的准备、铺消毒巾等，每个环节都不可忽视。

四、医学美容文饰手术的感染途径及其预防对策

医学美容文饰手术的感染来自多方面，现将感染途径及其防治对策叙述如下。

（1）美容文饰操作间未做好消毒灭菌处理：未做好消毒灭菌处理的环境里有众多微生物，其中一部分是有害的。若这些微生物落在进行美容部位的皮肤上，就可能造成感染。防治措施是选择清洁、光亮、通风良好的房间为文饰操作间，其内保持适当的温湿

度，定期用紫外线灯对房间进行消毒。

（2）受术者皮肤上原有微生物的侵入：人体皮肤上存在大量微生物，若术区皮肤消毒不彻底，或术区皮肤有感染，施行医学美容文饰手术，就可能造成感染或感染扩散。防治措施是局部皮肤有感染者不得进行美容文饰操作，操作前对术区皮肤进行消毒。

（3）医学美容文饰术器械或用品的污染：因这些物品均要接触美容文饰施术部位，被微生物污染的文饰术器械或用品会造成感染。防治措施是术前对医学美容文饰术器械或用品进行消毒。

（4）文饰技师术前卫生消毒不严格：文饰技师的头发、头皮、口腔和衣物均可能存在有害微生物，对它们不加防范必定造成感染。防治措施是文饰技师进行操作时应穿戴隔离衣、隔离帽、口罩，手部清洁消毒后佩戴无菌手套。

（5）受术者之间的交叉感染：受术者用过的器械或物品未经消毒再次使用可能造成交叉感染。防治措施是文饰术的操作过程中直接接触施术部位皮肤的物品采用一次性物品，一人一针、一人一杯。在操作前，消毒需要反复使用的美容文饰术器械。

第2节　医学美容文饰技术的消毒灭菌

医学美容文饰技术的消毒灭菌

一、消毒与灭菌的概念

消毒是指用物理或化学方法消除或杀灭芽孢以外的所有病原微生物，将有害微生物的数量减少到不致病的程度，而不能完全消灭微生物。也就是说，消毒只对繁殖体有效，不能杀死细菌的芽孢，只起到抑菌的作用。

灭菌是指用物理或化学的方法消灭全部微生物，包括致病微生物和非致病微生物，以及芽孢。

在医学美容文饰的操作中，大多数的文饰器械及用品，如文饰手工笔、电动文饰仪、色料杯等，需要进行消毒处理；直接接触文饰部位皮肤的用品，如非一次性无菌用品，需要进行灭菌处理。

二、医学美容文饰技术操作中常用的消毒灭菌方法

消毒灭菌的方法很多，医学美容文饰技术常用到如下几种。

（一）物理消毒灭菌法

（1）高压蒸汽消毒灭菌法：是一种最可靠、最安全、最常用的消毒方法，此方法适用于文饰手工笔、玻璃器皿、硅胶文饰用品等的消毒灭菌。但对不耐高温的塑料、橡胶器材，蒸汽无法透入的凡士林、油类、粉剂及锐利性易受影响的文饰针的消毒灭菌最好不要采用此方法。具体操作时应排除消毒灭菌器内的空气；合理计算灭菌时间，物品包装和摆放要合适，控制加热速度，预先处理消毒物品、防止蒸汽超高热，进行安全操作。高压消毒灭菌器种类较多，一定要看懂说明书，按照操作规程办事。医用高压指数104~137.3kPa，温度126℃。时间为 30 分钟。

（2）煮沸消毒法：现多作为特殊情况下替代高压蒸汽消毒灭菌法的应急措施。消毒时间应自水沸开始计算，一般需 15~20 分钟。对肝炎患者污染的器械与物品，应煮沸30 分钟。加入碳酸氢钠可以防锈。当浓度为 1%、沸点达 105℃时，还可促使微生物死亡，缩短消毒过程。用此法消毒时应在消毒前洗净物品，易损坏的物品要用纱布包好，棉织品一次放置不宜多，中途不得加入新的污染物品。消毒后倒掉水，利用余热烘干物品，防止再污染。

（3）干热消毒灭菌法：是利用电热和红外线烤箱高温烘烤进行灭菌。适用于玻璃、陶瓷等器具，以及不宜用高压蒸汽消毒灭菌的吸收性明胶海绵、凡士林、油脂、液体石蜡和各种粉剂等物品的消毒灭菌。不耐高热的物品则不宜采用此法。一般是将物品用适当容器装好放入烤箱，密闭加热 170℃至 60~90 分钟和 160℃至 120~150 分钟，待冷却后取出。使用此法应注意物品包装不宜过大，摆放的物品间应有间隙，粉剂、油脂不宜太厚。洗净、消毒器械后，温度降至 40℃以下时打开柜门。

（4）紫外线消毒法：此法用于美容文饰室的空气消毒。每 10~15 平方米的房间装30w 紫外线灯管一支，每次照射 40~120 分钟。注意应定期照射，并定期检查紫外线灯管的照射强度，强度过低时应更换紫外线灯管。

（二）化学消毒法

1. 器械消毒法　医学美容文饰技术所用的许多器械均非常精细，不便使用前面所述的某些热力消毒法，而常采用消毒防腐剂浸泡的方法。比较常用的消毒液如下。①40% 的甲醛液：可浸泡精密器械；②煤酚皂溶液：可浸泡刀、剪、针；③1‰硫柳汞酊：可浸泡塑料、橡胶用品等；④1‰防锈新洁尔灭溶液：可浸泡刀、剪、针等；⑤1‰氯己定溶液：可浸泡锐利器械等；⑥75% 的酒精：可浸泡刀、剪；⑦40% 的甲醛加高锰酸钾：用于物品及室内空气消毒；⑧器械消毒液：配方较多，特点是灭菌能力强、防锈、无（或很少）腐蚀作用，可用于消毒金属锐利器械，如刀、剪、针等，浸泡时间为 30～60 分钟。

2．皮肤消毒法　医学美容文饰技术的皮肤消毒最常用的方法如下。①碘酊消毒法：碘酊为含碘 2%、碘化钾 1.5%、乙醇 64% 的溶液，可用于皮肤消毒，消毒后用 75% 的酒精脱碘，以防长期作用损害皮肤；②酒精消毒法：文饰技师流水洗手后可用浓度为 70% 的酒精溶液浸泡消毒，一般浸泡 5 分钟以上；受术者的皮肤消毒则用 75% 的酒精；③ 1：1000 新洁尔灭消毒法：用于皮肤消毒，此法局部刺激小，一般用于文饰部位的皮肤消毒。

三、医学美容文饰技术操作中的消毒灭菌要求

文饰前及文饰过程中应进行：环境消毒、用品消毒、美容文饰技师消毒、文饰部位皮肤消毒。

（一）环境消毒

（1）拥有独立的操作间，营业前用紫外线灯照射进行空气消毒。

（2）门窗和地面每日一擦，并用消毒液消毒。

（3）床罩每日一换，床单每客一换。

（4）围布、毛巾每客一换，并进行高压蒸汽消毒。

（二）用品消毒

（1）色料、辅助剂、文饰针、无菌手套每人一份，用后即弃。

（2）色料杯，一人一个，应放于消毒液内浸泡 20 分钟以上再使用。

（3）棉片、棉球、器皿、镊子需进行高温高压消毒。

（4）配备无菌柜，消毒处理后的物品放入无菌柜内保管。

（5）在使用电动文饰仪前，需要将其放入紫外线消毒箱内照射 20 分钟以上。

（三）美容文饰技师消毒

（1）手部用肥皂水清洗，之后在消毒液中浸泡 2 分钟。

（2）穿戴无菌手套、工作帽、口罩、隔离衣。

（四）文饰部位皮肤消毒

推荐使用 1∶1000 新洁尔灭消毒液进行术区皮肤消毒。

第 3 章
复习思考题

（张国玲）

我的笔记

第4章　医学美容文饰麻醉技术

医学美容文饰麻
醉技术

学习目标

1. 熟悉医学美容文饰麻醉的概念。

2. 掌握医学美容文饰麻醉技术中常用的表面麻醉
   剂的名称及作用。

3. 掌握医学美容文饰麻醉技术的操作方法。

4. 养成关爱受术者、细心操作，以受术者体验感
   为中心的服务意识。

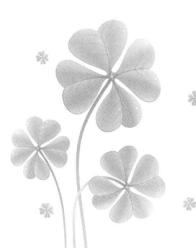

医学美容文饰是在人体皮肤的表皮及真皮浅层进行侵入性的操作，人体的皮肤分布着丰富的神经末梢，对刺激性疼痛十分敏感，良好的麻醉处理，可以有效避免疼痛，缓解受术者的紧张情绪，提高受术者的舒适度、满意度，也有利于文饰技师的操作，有助于提高医学美容文饰的效果。

随着医学美容文饰技术的发展，麻醉技术的安全性、便捷性逐步增强，可选择的麻醉药品也日益增多。

一、麻醉的概念

麻醉（anesthesia）一词源于希腊文 narkosis，顾名思义，麻为麻木、麻痹，醉为酒醉昏迷。因此，麻醉的含义是用药物或其他方法使患者整体或局部暂时失去感觉，以达到无痛的目的，从而进行手术治疗。麻醉可以消除手术操作过程中受术者的疼痛感，保证受术者安全，为手术创造良好的条件，是进行手术的重要保障措施。文饰技师在施术前应根据受术者的身体情况、施术部位、施术时长选择麻醉效果好、安全性高、副作用小、简便易行、麻醉时间适宜的麻醉方法。

麻醉术一般分为全身麻醉术与局部麻醉术。由于医学美容文饰技术的创面仅涉及皮肤或黏膜的浅层，面积小，深度浅，恢复快，一般采用局部麻醉术中的表面麻醉技术，即将穿透力强的局部麻醉药直接使用于皮肤或黏膜表面，使皮肤或黏膜浅层的神经末梢受到阻滞。根据操作方法的不同又分为敷贴法、涂抹法等。

二、医学美容文饰麻醉技术中常用的表面麻醉剂

（一）利多卡因

利多卡因为酰胺类局部麻醉剂，对中枢神经系统有明显的兴奋和抑制双相作用，吸收入血迅速，血药浓度较低时，出现镇痛和思睡、痛阈提高；随着剂量加大，作用或毒性增强，亚中毒血药浓度时有抗惊厥作用；当血药浓度超过 $5mg \cdot ml^{-1}$ 时可发生惊厥。

利多卡因具有较强的弥散力和组织穿透力，麻醉范围广，麻醉深度深，于皮肤表面进行麻醉，持续时间较久（图 4-1）。

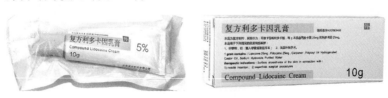

图 4-1　复方利多卡因乳膏

（二）丁卡因（地卡因）

化学稳定性较利多卡因差，放置较久，自行分解。与碱性药物或消毒灭菌药接触，效果降低。丁卡因吸收入血迅速，经肝代谢，血药浓度达到中毒水平时，出现惊厥、昏迷、呼吸停止及心搏骤停。

丁卡因具有良好的表面麻醉作用，能使黏膜充血，但不影响眼压，也不损害角膜上皮。

（三）丙胺卡因

丙胺卡因为酰胺类局部麻醉剂，作用与利多卡因相似，但作用时间较长，毒性较低，蓄积性较小，与磺胺类药物联用，可能引起高铁血红蛋白血症。

目前，在医学美容文饰操作中，多采用复方利多卡因的乳膏剂或敷贴剂。

性状及组成成分：复方利多卡因乳膏外观为白色乳膏剂，其组成成分为丙胺卡因和利多卡因，每克复方利多卡因乳膏含丙胺卡因 25mg，利多卡因 25mg。

使用方法：在美容文饰施术区域皮肤表面涂上一层厚度为 2~3mm 的乳膏，上盖密封敷膜，剂量为 3~4g/10cm²，停留时间为 30 分钟左右。

不良反应：应用部位可产生局部反应，以苍白、红斑（发红）和水肿较多见，这些反应多短暂且轻微。使用初期也可产生烧灼感或瘙痒感，但比较少见。对酰胺类局部麻醉药的过敏反应（最严重的反应为过敏性休克）很罕见。高剂量丙胺卡因可以导致血中高铁血红蛋白的增加。

使用禁忌：对酰胺类局部麻醉药或对此产品中任何其他成分高度过敏者禁用；先天性或特发性高铁血红蛋白血症患者禁用；孕妇及哺乳期妇女禁用。

注意事项：复方利多卡因乳膏对角膜有一定的刺激性，可引起角膜刺激反应，在美瞳线文饰的操作中，要用棉片、保鲜膜或眼球保护罩隔离角膜。

三、医学美容文饰麻醉技术的操作

（一）眉部文饰技术中的麻醉技术

眉区皮肤可以先去死皮，再清洁干净，利于麻醉药吸收及着色，设计并定型眉形，再将复方利多卡因乳膏（每克含丙胺卡因 25mg，利多卡因 25mg）涂抹覆盖于眉部操作区域，范围超过设计的眉形，厚度为 2~3mm，药物停留时间为 25~30 分钟（图 4-2）。

可以用美容文饰专用保鲜膜加以覆盖，以防止氧化，增强麻醉效果，一般麻醉药的作用时间可达 1 ~ 2 小时，但也有部分受术者对痛特别敏感，可以先敷一侧，操作快结束时再敷另一侧，这样可以保证麻醉药效果。

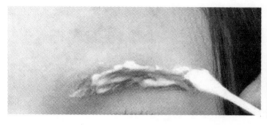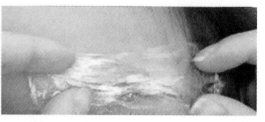

图 4-2　眉部文饰技术中的麻醉药物使用

（二）眼部文饰技术中的麻醉技术

眼睛皮肤十分敏感，复方利多卡因乳膏接触到角膜会引起角膜刺激反应，所以在行眼部文饰术时，要保护眼球，麻醉操作要格外谨慎。

术前用棉片、保鲜膜或眼球保护罩隔离眼球，用棉签蘸少量复方利多卡因乳膏（每克含丙胺卡因 25mg，利多卡因 25mg）涂抹覆盖于睑缘操作区域，药物停留时间为 15 ~ 25 分钟（图 4-3）。

涂抹麻醉药时，手法轻柔，用药量少，麻醉剂切勿触及球结膜，一旦麻醉药接触到结膜或角膜，受术者会有灼热、刺痛感，即刻用生理盐水或氯霉素眼药水冲洗眼球。

麻醉结束后，用湿棉片向上、向外轻轻擦除复方利多卡因乳膏，擦除时将上眼睑向上轻轻翻起，露出睑缘，避免将麻醉药膏误入眼睛，擦干净后用生理盐水或氯霉素眼药水滴眼，冲洗眼球，嘱受术者来回转动眼球，以防止有残余麻醉药刺激结膜及角膜。

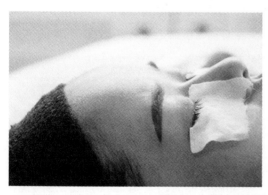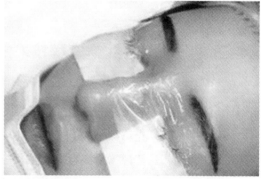

图 4-3　眼部文饰技术中的麻醉药物使用

（三）唇部文饰技术中的麻醉技术

用棉片将口唇与口腔内部隔离，用浸有 2%～3% 丁卡因溶液的棉片或唇部麻醉敷贴（图 4-4）敷在唇部 25 分钟，用美容文饰专用保鲜膜加以覆盖，以加强麻醉效果（图 4-5）。当受术者唇部有麻木、厚重的感觉时，即可开始操作。

在文饰操作过程中，如果受术者仍有疼痛感，可用丁卡因溶液反复涂抹。如果文唇时出血较多，可用棉签蘸少许肾上腺素药液进行涂抹，或用丁卡因、肾上腺素两种药液交替反复地涂抹唇部。

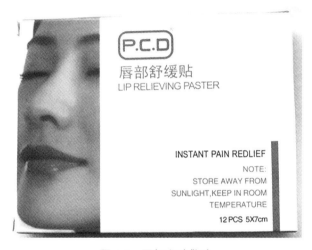

图 4-4　唇部麻醉敷贴

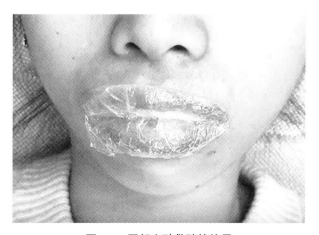

图 4-5　唇部麻醉敷贴的使用

（四）身体部位皮肤文饰技术中的麻醉技术

清洁施术部位皮肤，若施术部位皮肤角质层较厚，还需要进行软化角质的处理，以利于表面麻醉剂的吸收。将复方利多卡因乳膏涂抹覆盖于文饰操作区域，覆盖范围要大于文饰操作部位 1cm，厚度为 2～3mm，药物停留时间为 40 分钟。可以用美容文饰专用保鲜膜加以覆盖，以加强麻醉效果。

第 4 章
复习思考题

（徐　玲）

我的笔记

第 5 章　医学美容文饰技术常用外用药简介

医学美容文饰
技术常用外用
药简介

学习目标

1. 掌握医学美容文饰技术常用外用药的类型。

2. 熟悉抗生素类、抗病毒类、抗过敏类、促进表皮修复类的相关药物成分、性状、适应证、用法用量及不良反应。

3. 引导学生树立确保受术者健康安全、尽量减少不良反应发生的安全意识。

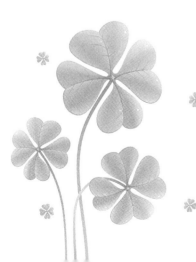

第1节　抗生素类药品

一、红霉素软膏（图 5-1）

主要成分：红霉素。

性状：本品为白色、淡黄色或黄色软膏。

适应证（功能主治）：用于脓疱疮等化脓性皮肤病、小面积烧伤、溃疡面的感染和寻常痤疮。可用于医学美容文饰术后眉部、唇部的细菌性感染。

用法用量：涂于患处，一日2次。

不良反应：最常见的不良反应是局部烧灼感，也可有干燥、发痒、红斑，偶见荨麻疹样反应。

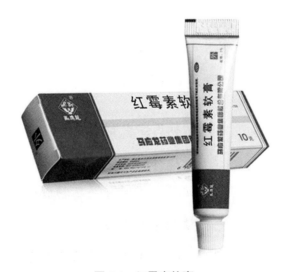

图 5-1　红霉素软膏

二、盐酸金霉素眼膏（图 5-2）

主要成分：盐酸金霉素。

性状：本品为黄色软膏。

适应证（功能主治）：用于细菌性结膜炎、睑腺炎及细菌性眼睑炎。可治疗沙眼，也可用于眼部医学美容文饰术后的细菌性感染。

　　用法用量：涂于睑缘或眼睑内，一日 1～2 次，最后一次宜在睡前使用。

　　不良反应：轻微刺激感，偶见过敏反应，出现充血、眼痒、水肿等症状。

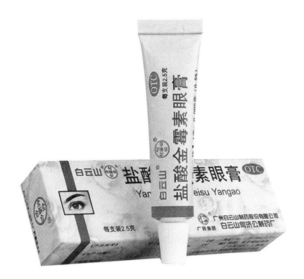

图 5-2　盐酸金霉素眼膏

三、盐酸环丙沙星滴眼液（图 5-3）

　　主要成分：盐酸环丙沙星。

　　性状：本品为无色或微黄色的澄明液体。

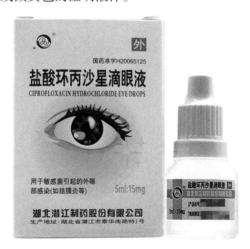

图 5-3　盐酸环丙沙星滴眼液

适应证（功能主治）：用于敏感菌引起的外眼部感染（如结膜炎等）。可用于眼部医学美容文饰术后的细菌性感染，也可于眼部文饰术后预防性使用，以消除术中因麻醉药刺激而引起眼部感染的风险。

用法用量：滴于眼睑内，一次1~2滴，一日3~6次。

不良反应：偶有局部一过性刺激症状，可产生局部灼伤和异物感。眼睑水肿、流泪、畏光、视力减低、过敏反应等较少见。

禁忌：对本品及喹诺酮类药物过敏的患者禁用。

第2节　抗病毒类药品

一、阿昔洛韦乳膏（图5-4）

主要成分：阿昔洛韦。

性状：本品为白色软膏。

适应证（功能主治）：用于单纯疱疹或带状疱疹感染。可用于唇部文饰术后的单纯疱疹的治疗。

用法用量：局部外用，一日4~6次，连续使用7日。

不良反应：可见轻度疼痛、灼痛、刺痛、瘙痒及皮疹等。

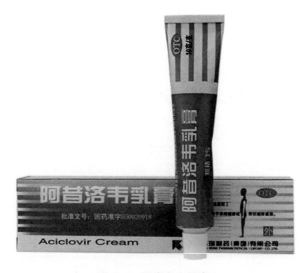

图5-4　阿昔洛韦乳膏

第 3 节　抗过敏类药品

一、糠酸莫米松乳膏（图 5-5）

主要成分：糠酸莫米松。

性状：本品为白色或类白色软膏。

适应证（功能主治）：用于湿疹、神经性皮炎、特应性皮炎及皮肤瘙痒症。可用于医学美容文饰术后因麻醉药刺激、色料刺激等引起的眉部及唇部的过敏反应。

用法用量：局部外用，涂于患处，每日 1 次。

不良反应：①使用本品的局部不良反应极少见，如烧灼感、瘙痒、刺痛和皮肤萎缩等；②长期大量使用皮质激素类药物，可造成的不良反应包括刺激反应、皮肤萎缩、多毛症、口周围皮炎、皮肤浸润、继发感染、皮肤条纹状色素沉着等。

禁忌：对糠酸莫米松和本品中含有的其他成分及对皮质激素类药物过敏者禁用。

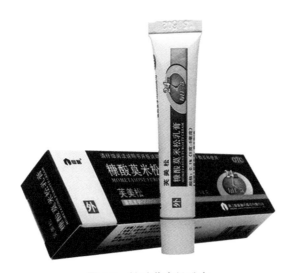

图 5-5　糠酸莫米松乳膏

二、吡嘧司特钾滴眼液（图 5-6）

主要成分：吡嘧司特钾。

性状：本品为无色澄明溶液。

适应证（功能主治）：本品用于变应性结膜炎、春季结膜炎。可用于眼部文饰术后因麻醉药刺激、色料刺激等引起的过敏反应。

用法用量：滴于眼睑内，一次1滴，一日2次（早、晚）。

不良反应：①有时会发生眼睑炎、眼睑皮肤炎等过敏反应，一旦出现这些症状应中止给药；②有时会出现结膜充血、刺激感等症状。

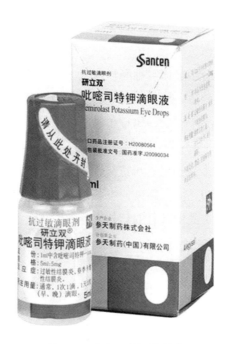

图 5-6　吡嘧司特钾滴眼液

第4节　促进表皮修复类药品

一、重组人表皮生长因子凝胶（图 5-7）

主要成分：重组人表皮生长因子。

性状：本品为无色凝胶。

适应证（功能主治）：本品适用于浅表创面及慢性溃疡创面等的治疗。可用于眉部及眼部文饰术后的创面修复。

　　用法用量：局部外用，均匀涂抹于创面处，一日 2 次。

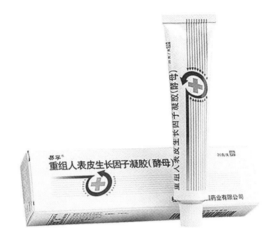

图 5-7　重组人表皮生长因子凝胶

第 5 章
复习思考题

（唐莹莹）

我的笔记

第6章 医学美容文饰术后的临床并发症及预防

医学美容文饰
术后的临床并
发症及预防

学习目标

1. 掌握眉部、眼部、唇部文饰术后可能出现的临床并发症。

2. 熟悉眉部、眼部、唇部文饰术后出现临床并发症的原因及预防措施。

3. 了解眉部、眼部、唇部文饰术后出现临床并发症的处理方法。

4. 引导学生树立确保受术者健康安全、尽量减少不良反应发生的安全意识。

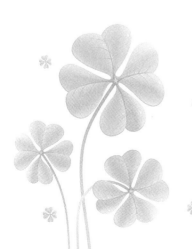

一、眉部文饰术后的临床并发症及预防

（一）术区皮肤肿胀发红

1．原因　文饰部位皮肤在文饰操作过程中被刺激而出现反应性充血、水肿，属美容文饰术后的正常反应（图 6-1）。

2．预防　使用刺激性比较小的皮肤消毒剂及文饰色料，操作过程中手法轻柔，侵入皮肤的深度控制在表皮及真皮浅层。

3．处理方法　无须特殊处理，1～2 天可自行恢复。

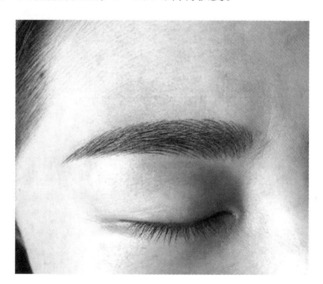

图 6-1　眉部文饰术后，术区轻微肿胀发红

（二）局部感染

1．原因　术前、术中消毒不严格，未遵守无菌技术操作规程；术区有炎症病变未治愈的情况下实施文饰术；术后护理不当，也可造成感染，出现红肿、溃破、渗液、痛痒等现象（图 6-2）。

2．预防　严格消毒，遵守无菌操作规程，术区有炎症者治愈后再行文饰术。术后文饰区皮肤涂抗生素软膏，既能预防感染，又能缓解结痂造成的不适。

3．处理方法　发生感染时，局部清洁换药，给予抗生素类药物等治疗。

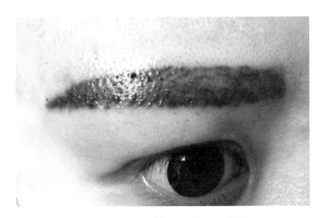

图 6-2　眉部文饰术后的术区感染

（三）交叉感染

1. 原因　引起交叉感染的原因包括：①文饰器械及用品消毒不严格，多人共用文饰针，文饰技师无菌操作不恰当，病毒和细菌通过渗液或血液传播导致交叉感染；②文饰器械或用品未进行高温蒸汽消毒灭菌处理，仅用传统的酒精或新洁尔灭消毒液消毒，肝炎病毒、人类免疫缺陷病毒等无法被彻底杀灭，造成交叉感染。

2. 预防　文饰器械应严格消毒，文饰用品要做到每人一针、一套、一杯。

3. 处理方法　发生交叉感染后要进行抗感染治疗或请专科医生处理。

（四）过敏

1. 原因　受术者对表面麻醉剂、皮肤消毒剂及文饰色料中的某些成分过敏。

2. 预防　术前询问受术者的药物过敏史，有可能出现过敏反应的受术者不可进行文饰操作。

3. 处理方法　文饰术操作过程中发生过敏反应时要及时停止操作，进行抗过敏治疗或请专科医生处理。

二、眼部文饰术后的临床并发症及预防

（一）感觉异常

1. 原因　表面麻醉剂刺激眼睑皮肤，或文饰操作过程中眼睑皮肤受损而引起轻微的灼热感或瘙痒感。

2．预防　眼睑皮肤敷麻醉剂用量要少，操作过程中手法轻柔，侵入皮肤的深度控制在表皮及真皮浅层。

3．处理方法　无须特殊处理，1～2天可自行消失，若眼部不适感较重，持续1天无好转，可能为眼部组织损伤较重的情况，应及时到医院眼科就诊。

（二）眼睑肿胀（图6-3）

1．原因　麻醉药的刺激和文饰术操作过程中造成组织损伤而引起的反应性组织水肿。

2．预防　眼睑皮肤敷麻醉药用量要少，操作过程中手法轻柔，侵入皮肤的深度控制在表皮及真皮浅层。

3．处理方法　无须特殊处理，1～2天可恢复正常。

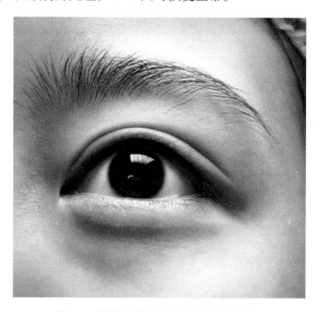

图6-3　眼部文饰术后眼睑出现轻微肿胀

（三）局部感染

1．原因　术前、术中消毒不严格，未遵守无菌技术操作规程。术后护理不当，也可造成感染。

2．预防　严格消毒并遵循无菌操作规程，文饰术操作结束后使用抗生素滴眼液滴眼可预防感染，术后3日施术部位少量涂抹抗生素眼膏既可预防感染，又可缓解不适感。

3. 处理方法 外用金霉素眼膏并给予抗感染治疗；感染持续无好转时，应及时到医院眼科就诊。

三、唇部文饰术后的临床并发症及预防

（一）感觉异常

1. 原因 表面麻醉剂刺激唇部黏膜，或文饰操作过程中唇部黏膜损伤而引起轻微的灼热感、瘙痒感或刺痛感。

2. 预防 操作过程中手法轻柔，侵入唇部黏膜的深度控制在 1mm 以内；术后饮食清淡，避免辛辣刺激性食物对唇部黏膜的刺激。

3. 处理方法 无须特殊处理，1～2 天可自行消失，若不适感较重，持续 1 天无好转，可能为唇部组织损伤较重的反应，应及时到医院就诊。

（二）局部感染（图 6-4）

1. 原因 术前、术中消毒不严格，未遵守无菌技术操作规程。术后护理不当，也可造成感染，出现红肿、痛痒、破溃、渗液、化脓等现象。

2. 预防 严格消毒并遵循无菌操作规程，文饰术操作结束后用抗生素软膏涂抹唇部既可预防感染，又可缓解不适感。

3. 处理方法 外用抗生素软膏。

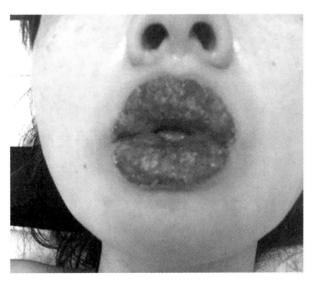

图 6-4 唇部文饰术后局部感染

（三）口唇疱疹（图6-5）

1. 原因 文饰术操作过程中，唇部黏膜损伤较重，造成局部免疫力下降，继而发生单纯疱疹病毒（HSV1）感染。

2. 预防 严格消毒并遵循无菌操作规程，操作过程中手法轻柔，尽量减少黏膜损伤，术后饮食清淡，避免辛辣刺激性食物对唇部黏膜的刺激。

3. 处理方法 进行抗病毒治疗，可口服阿昔洛韦片，或唇部外用阿昔洛韦乳膏。

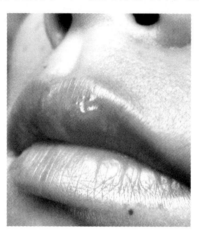

图6-5 口唇疱疹

（四）慢性唇炎

1. 原因 唇部文饰术后发生局部感染未能有效治疗发展为慢性炎症，或受术者对文饰色料过敏而导致唇部黏膜反复出现干燥、痛痒、脱屑等症状。

2. 预防 避免术后局部感染的发生，选用安全性好的文饰色料，术后饮食清淡，避免辛辣刺激性食物对唇部黏膜的刺激。

3. 处理方法 选用刺激性小的润唇膏保护唇部，糖皮质激素类乳膏外用。

医学美容文饰技术涉及美学设计、外科技术、护理技术等多方面的知识和技能，美容文饰技师不但要有较高的审美能力和医学素养，更要在工作过程中态度严谨、操作规范，尽量减少和避免临床并发症的发生。

第6章
复习思考题

（倪 莹）

我的笔记

下篇
技能实训篇

第7章 眉部文饰技术
项目分解训练

第7章
复习思考题

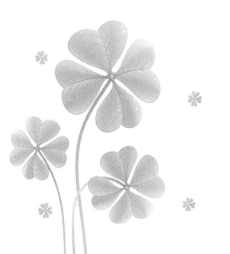

实训1　眉形设计实训

实训1.1　标准眉形设计绘画训练

实训目标

1. 掌握标准眉形的设计方法。
2. 具备在绘图纸上进行标准眉形绘图的技能。
3. 养成认真细致、精益求精的工匠精神。

标准眉形设计绘
画训练

一、实训用品的准备

素描本、直尺、自动铅笔（0.5mm）、自动铅笔芯、橡皮、多色圆珠笔。

二、实训方法及步骤

（一）认识眉形各部位名称

眉形各部位名称如图7-1所示：眉形最内侧点为眉头点，最外侧点为眉尖点，眉形上弧线最高点为眉峰点，下弧线最低点为眉肚点，眉峰正对的眉形下弧线点（即眉形下弧线最高点）为眉心点。眉头点至眉峰点的连线为眉坡线，眉头点至眉肚点的弧线为眉肚弧线，眉峰点至眉尖点的弧线为眉尾上弧线，眉肚点至眉心点的连线为眉腰线，眉心点至眉尖点的弧线为眉尾下弧线。

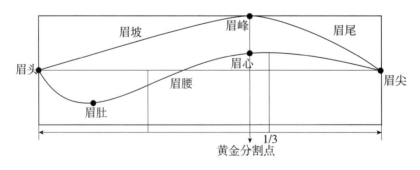

图7-1　眉形各部位名称

（二）绘画步骤及方法

标准眉形的绘画步骤及方法如下（图 7-2）。

（1）画基准线：画一条 13cm 的直线 A-A′，在距离 A 及 A′5.5cm 处定 B 及 B′ 点，则 A-B 与 A′-B′ 分别为左右眉的基准线。

（2）定眉头点、眉峰点、眉心点、眉肚点、眉尖点：在 A-B 及 A′-B′ 线上定 C 及 C′ 点，使 BC：AB=1：3，B′C′：A′B′=1：3；定 D 及 D′ 点，使 BD：AB=0.618，B′D′：A′B′=0.618。在 B 及 B′ 点正上方 5mm 处定 O 及 O′ 点，则 O 及 O′ 点为左右眉的眉头点；在 BC 及 B′C′ 的 1/3 处定 E 及 E′ 点，使 BE：BC=2：3，B′E′：B′C′=2：3，在 E 及 E′ 点下方 3mm 处定 F 及 F′ 点，则 F 及 F′ 点为左右眉的眉肚点；在 D 及 D′ 点正上方 10mm 处定 G 及 G′ 点，则 G 及 G′ 点为左右眉的眉峰点；在 D 及 D′ 点正上方 3mm 处定 H 及 H′ 点，则 H 及 H′ 点为左右眉的眉心点；A 及 A′ 点为左右眉的眉尖点。

（3）连接各点，确定眉形：直线连接 O-G 点及 O′-G′ 点确定眉坡线；直线连接 F-H 点及 F′-H′ 点确定眉腰线；弧线连接 G-A 点及 G′-A′ 点，确定眉尾上弧线；弧线连接 H-A 点及 H′-A′ 点，确定眉尾下弧线；虚弧线连接 O-F 点及 O′-F′ 点，确定眉肚弧线。

（4）调整弧线：对比左右眉，调整弧线至左右眉形对称，完成标准眉形的绘画。

（5）训练精确度：标准眉形绘画技法掌握后，可以用自动铅笔画基准线及定点，用多色圆珠笔的浅色确定眉形，训练绘画精确度，并为眉部线条绘画操作准备眉形底图。

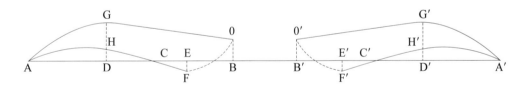

图 7-2 标准眉形绘画图示

三、技法要点

（1）在使用上述方法绘画眉形时，将中国女性眉毛的平均长度设定为 55mm，平均宽度设定为 8mm。在具体的眉形设计中，可根据受术者的具体情况确定不同的眉长及眉宽，但眉形各部分的比例应大致不变。

（2）直线与弧线的衔接要自然流畅，浑然一体；弧线要符合眉毛的美学要求。

（3）眉尖点务必高于眉肚点，否则会形成八字眉。

（4）左右眉形要对称。

我的作品

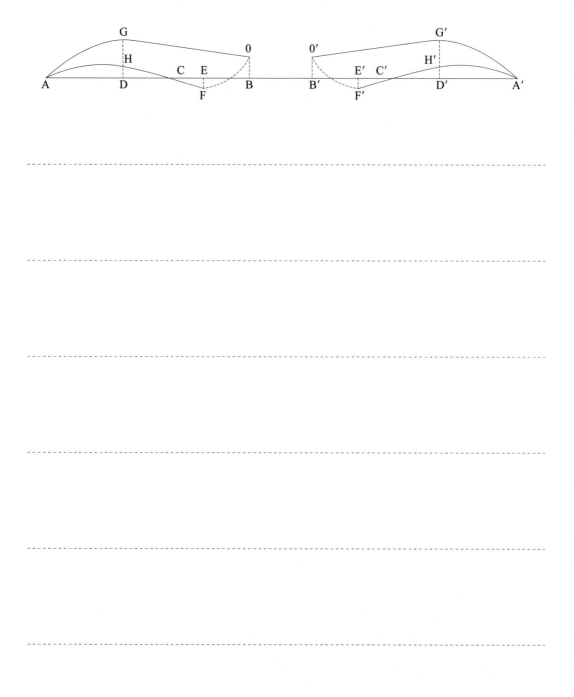

我的作品

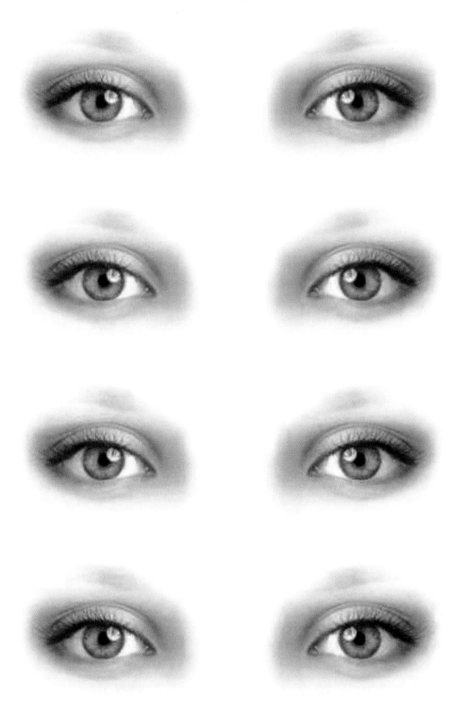

技能实训效果评价

	实训项目名称		标准眉形设计绘画训练		
班级		姓名		学号	

序号	评分标准	评分权重	得分
1	眉形整体长度、宽度符合中国女性平均眉形的长度与宽度	10分	
2	眉形定点准确	10分	
3	线条流畅	10分	
4	弧线与直线衔接自然流畅	15分	
5	左右眉形对称	15分	
6	眉形绘画灵动自然，美感较强	20分	
7	眉形与底图中眼睛的大小形态和谐，生动自然	20分	
总分		100分	

教师评语	
改进意见	

（武　燕）

实训 1.2　平眉眉形设计绘画训练

实训目标

1. 掌握平眉眉形的设计方法。
2. 具备在绘图纸上进行平眉眉形绘图的技能。
3. 养成认真细致、精益求精的工匠精神。

平眉眉形设计绘
画训练

一、实训用品的准备

素描本、直尺、自动铅笔（0.5mm）、自动铅笔芯、橡皮、多色圆珠笔。

二、实训方法及步骤

平眉眉形的绘画步骤及方法如下（图 7-3）。

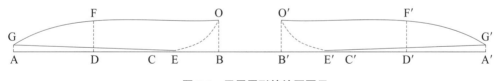

图 7-3　平眉眉形的绘画图示

（1）画基准线：画一条 13cm 的直线 A-A′，在距离 A 及 A′ 5.5cm 处定 B 及 B′ 点，则 A-B 与 A′-B′ 分别为左右眉的基准线。

（2）定眉头点、眉峰点、眉心点、眉肚点、眉尖点：在 A-B 及 A′-B′ 线上定 C 及 C′ 点，使 BC：AB=1：3，B′C′：A′B′=1：3；定 D 及 D′ 点，使 BD：AB=0.618，B′D′：A′B′ =0.618。在 B 及 B′ 点正上方 8mm 处定 O 及 O′ 点，则 O 及 O′ 点为左右眉的眉头点；在 BC 及 B′C′ 的 1/3 处定 E 及 E′ 点，使 BE：BC=2：3，B′E′：B′C′=2：3，则 E 及 E′ 点为左右眉的眉肚点；在 D 及 D′ 点正上方 8mm 处定 F 及 F′ 点，则 F 及 F′ 点为左右眉的眉峰点；在 A 及 A′ 点正上方 2mm 处定 G 及 G′ 点，则 G 及 G′ 点为左右眉的眉尖点。

（3）连接各点，确定眉形：直线连接 O-F 点及 O′-F′ 点确定眉坡线；直线连接 E-G

点及 E′-G′ 点确定眉形底线；弧线连接 F-G 点及 F′-G′ 点，确定眉尾上弧线；虚弧线连接 O-E 点及 O′-E′ 点，确定眉肚弧线。

（4）调整弧线：对比左右眉，调整弧线至左右眉形对称，完成平眉眉形的绘画。

三、技法要点

（1）在使用上述方法绘画眉形时，将中国女性眉毛的平均长度设定为 55mm，平均宽度设定为 8mm，在具体的眉形设计中，可根据受术者的具体情况确定眉长及眉宽，但眉形各部分的比例应大致不变。

（2）直线与弧线的衔接要自然流畅，浑然一体，弧线要符合眉毛的美学要求。

（3）眉尖点务必高于眉肚点，否则会形成八字眉。

（4）左右眉形要对称。

我的作品

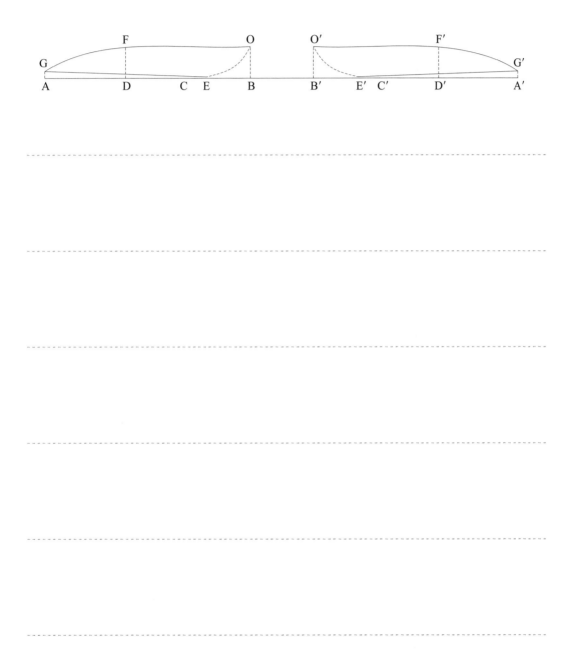

我的作品

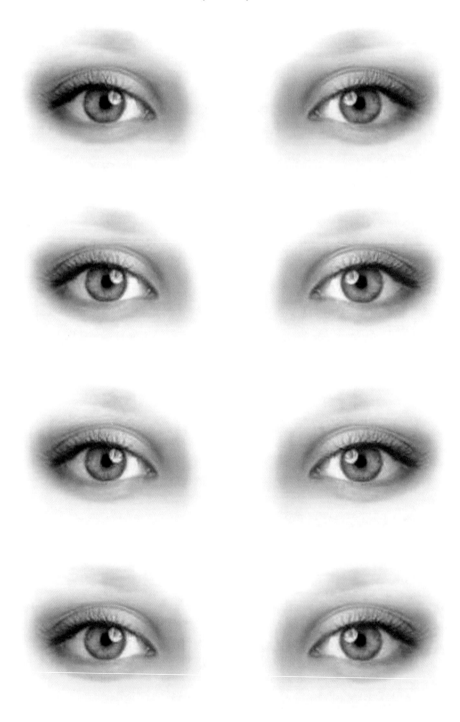

技能实训效果评价

实训项目名称			平眉眉形设计绘画训练		
班级		姓名		学号	
序号	评分标准		评分权重	得分	
1	眉形整体长度、宽度符合中国女性平均眉形的长度与宽度		10分		
2	眉形定点准确		10分		
3	线条流畅		10分		
4	弧线与直线衔接自然流畅		15分		
5	左右眉形对称		15分		
6	眉形绘画灵动自然，美感较强		20分		
7	眉形与底图中眼睛的大小形态和谐，生动自然		20分		
总分			100分		
教师评语					
改进意见					

（唐莹莹）

实训 1.3 其他眉形设计绘画训练

实训目标

1. 掌握上扬眉形、高挑眉形、欧式眉形、男士标准眉形、男士剑眉眉形的设计方法。

2. 具备在绘图纸上进行上扬眉形、高挑眉形、欧式眉形、男士标准眉形、男士剑眉眉形绘图的技能。

3. 养成认真细致、精益求精的工匠精神。

一、实训用品的准备

素描本、直尺、自动铅笔（0.5mm）、自动铅笔芯、橡皮、多色圆珠笔。

二、实训方法及步骤

（一）眉形变化的基本规律

人类眉毛的形态千变万化，美的眉形也各不相同，眉形彰显出每个人独特的气质和风貌，无论何种眉形，其结构遵循共同的规律，掌握这些规律，我们就可以设计出各种眉形。

（1）眉形的基本结构均可由眉头点、眉峰点、眉肚点、眉心点、眉尖点确定，眉峰点与眉心点基本位于眉形的中外 1/3 处。

（2）调整眉头点、眉峰点、眉肚点、眉心点、眉尖点的相对位置关系，就可以设计出不同的眉形。

（二）各种眉形的结构分析

各种眉形眉头点、眉峰点、眉肚点、眉心点、眉尖点的相对位置关系（图7-4 ~ 7-8）如下。

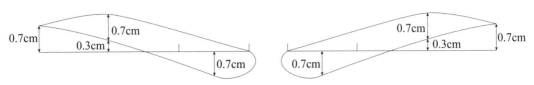

图 7-4　上扬眉形定位点的相对位置关系

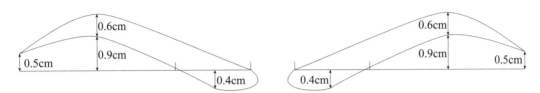

图 7-5　高挑眉形定位点的相对位置关系

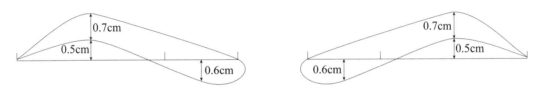

图 7-6　欧式眉形定位点的相对位置关系

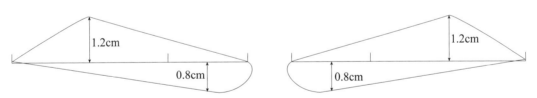

图 7-7　男士标准眉形定位点的相对位置关系

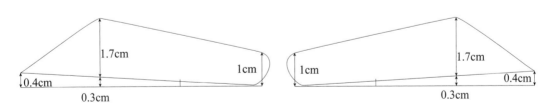

图 7-8　男士剑眉眉形定位点的相对位置关系

（三）绘画步骤及方法

不同眉形的绘画步骤及方法如下。

（1）画基准线：在平行位置上画两条 6cm 的直线，分别为左右眉的基准线，将基准线三等分，两条基准线间隔约 3cm。

（2）确定眉形结构点：依据不同眉形眉头点（A 点）、眉峰点（B 点）、眉肚点（C 点）、眉心点（E 点）、眉尖点（F 点）与基准线的相对位置关系确定各点位置。

（3）连接各点，确定眉形：直线连接 A-B 点确定眉坡线；直线连接 C-E 点确定眉腰线；弧线（或直线）连接 B-F 点、E-F 点，确定眉尾形态；弧线连接 A-C 点，确定眉肚弧线。

（4）调整弧线：对比左右眉，调整弧线至左右眉形对称，完成眉形的绘画。

（5）训练精确度：掌握不同眉形绘画技法后，可以用自动铅笔画基准线及定点，用多色圆珠笔的浅色确定眉形，训练绘画精确度，并为眉部线条绘画操作准备眉形底图。

三、技法要点

（1）在使用上述方法绘画眉形时，将中国女性眉毛的平均长度设定为 6cm，以增强眉形的个性表现力，眉毛宽度不限定，在具体的眉形设计中，可根据受术者的具体情况确定眉长及眉宽，但眉形各部分的比例应大致不变。

（2）直线与弧线的衔接要自然流畅，浑然一体；弧线要符合眉毛的美学要求。

（3）不同的眉形应以线条弧度的不同来展现不同的气质和风貌。

（4）左右眉形要对称。

作品欣赏

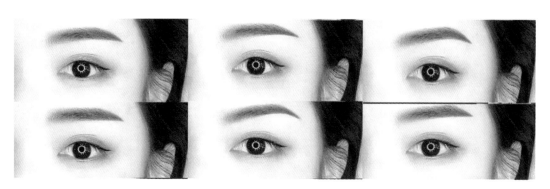

女士常见眉形

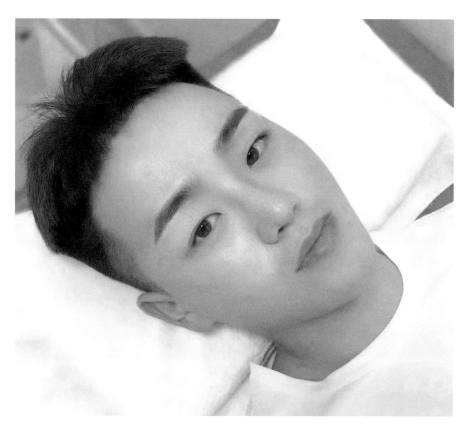

男士标准眉

我的作品——上扬眉形

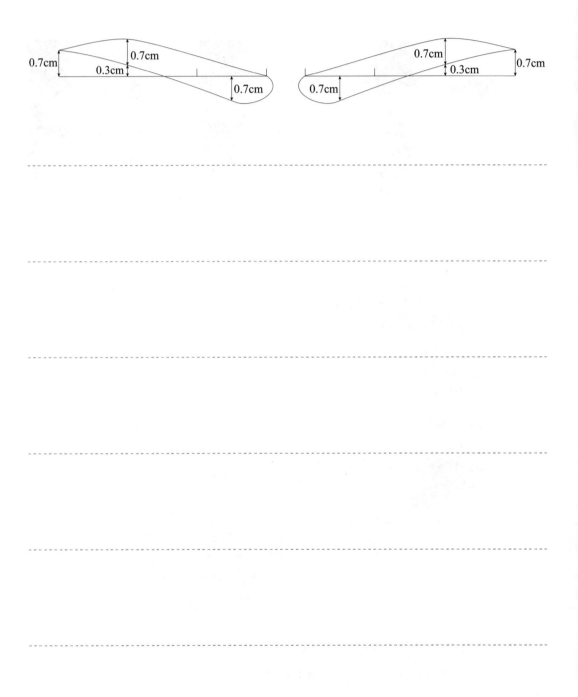

我的作品——高挑眉形

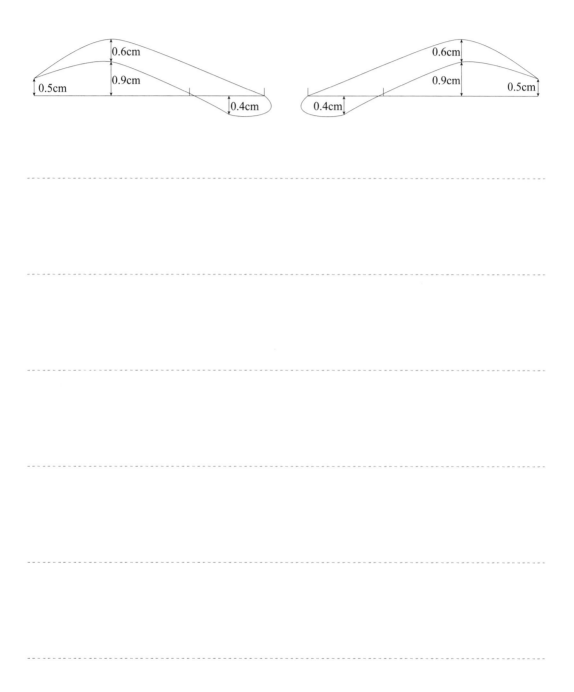

我的作品——欧式眉形

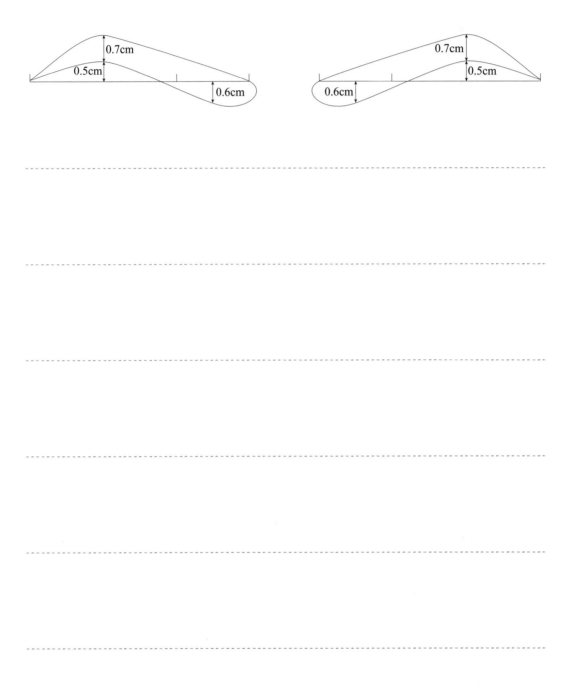

我的作品——男士标准眉形

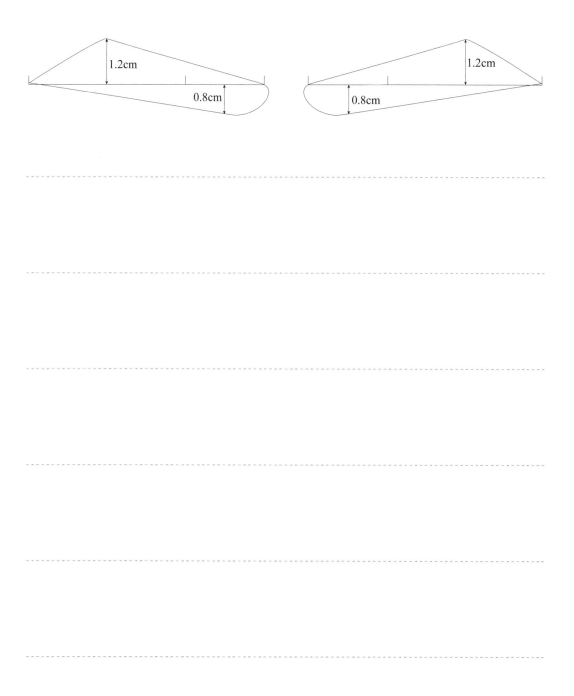

我的作品——男士剑眉眉形

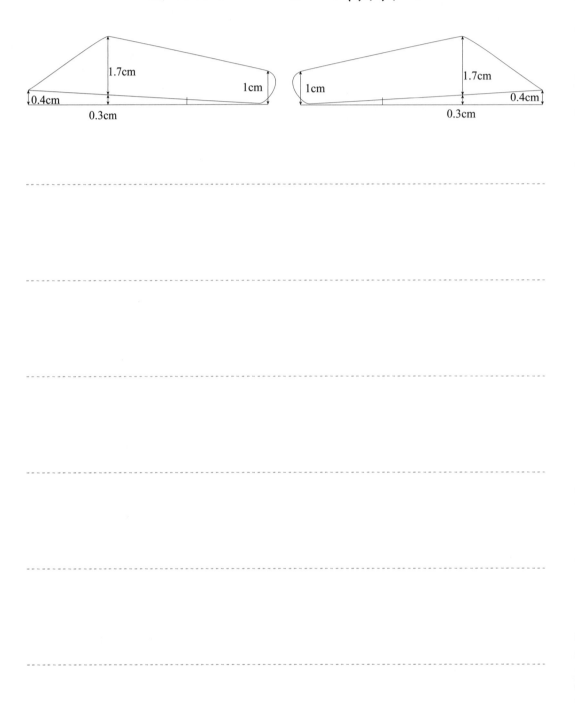

我的作品

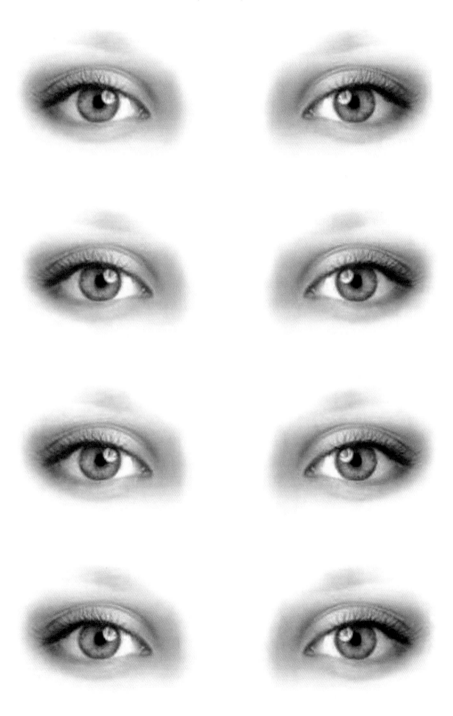

技能实训效果评价

实训项目名称		其他眉形设计绘画训练			
班级		姓名		学号	
序号	评分标准		评分权重	得分	
1	眉头点、眉峰点、眉肚点、眉心点、眉尖点定位合理		10分		
2	线条流畅		10分		
3	直线之间衔接自然流畅		10分		
4	左右眉形对称		15分		
5	表现力强，能呈现眉形应有的气质和风貌		15分		
6	眉形绘画灵动自然，美感较强		20分		
7	眉形与底图中眼睛的大小形态和谐，生动自然		20分		
总分			100分		
教师评语					
改进意见					

（周　羽）

实训 1.4　不同脸型的眉形设计绘画训练

实训目标

1. 掌握不同脸型的眉形设计原则。
2. 具备在绘图纸上针对不同脸型进行眉形绘图的技能。
3. 养成严谨认真、精益求精的工匠精神。

一、实训用品的准备

素描本、直尺、自动铅笔（0.5mm）、自动铅笔芯、橡皮。

二、实训方法及步骤

（一）认识眉形的基本位置

（1）眉头：位于内眦角正上方或略偏内侧，在鼻翼边缘与内眦角连线的延长线上。两眉头间距约等于一个眼裂长度。

（2）眉尖：稍倾斜向下，眉尖的水平位置高于眉肚点，在同侧鼻翼与外眦角连线的延长线上。

（3）眉峰：位置应在眉长中外 1/3 处，或在两眼平视前方时鼻翼外侧与瞳孔外侧缘连线的延长线上。

眉形在面部的位置图如图（图 7-9）所示。

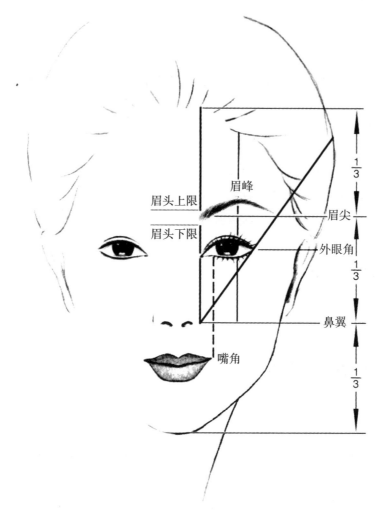

图 7-9　眉形在面部的位置图

（二）不同脸型的眉形设计原则

（1）椭圆形脸：线条圆润的标准眉形。

（2）圆形脸：眉尾上扬，略显棱角的眉形。

（3）方形脸：眉尾上扬，眉峰圆润的眉形。

（4）长形脸：略带弧度的平眉眉形。

（5）三角形脸：平眉眉形或标准眉形。

（6）倒三角形脸：眉间距略宽，眉峰圆润的标准眉形或高挑眉形。

（7）菱形脸：眉尾上扬，眉峰圆润的弧形眉形。

（三）绘画步骤及方法

（1）确定眉形：在绘画练习底图上依据脸型，确定基本眉形。

（2）确定眉形的基本位置及结构：依据眼睛的形态确定眉头点、眉峰点、眉肚点、眉心点、眉尖点的位置，确定眉形的基本位置及结构。

（3）描画眉形：将眉头点、眉峰点、眉肚点、眉心点、眉尖点连接，描画眉形。

（4）调整修改：观察眉形，进行局部调整修改，使之与脸型及眼睛形态相和谐。

三、技法要点

（1）眉形的长度和宽度不拘泥于之前眉形练习的长度和宽度要求，而是根据绘画底图的脸型及眼睛形态确定。

（2）眉头点、眉峰点、眉肚点、眉心点、眉尖点的定位可根据脸型而进行适当调整，但不可过度偏离眉形的基本位置。

（3）眉形要左右对称，与五官相和谐，自然生动。

我的作品

请在训练底图上为不同的脸型描绘恰当的眉形（椭圆形脸）。

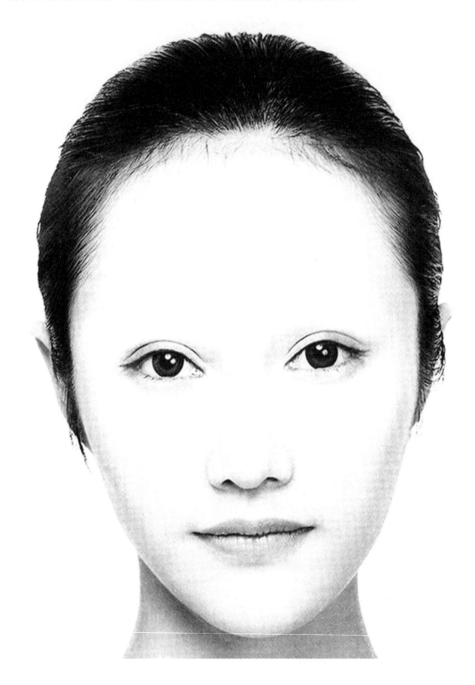

我的作品

请在训练底图上为不同的脸型描绘恰当的眉形（倒三角形脸）。

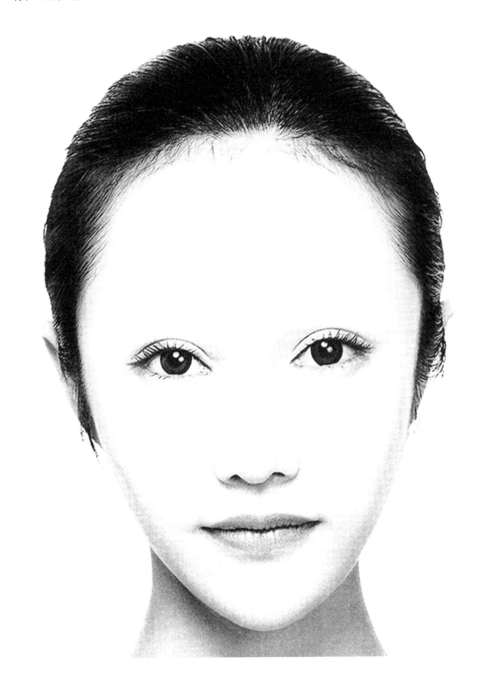

我的作品

请在训练底图上为不同的脸型描绘恰当的眉形（圆形脸）。

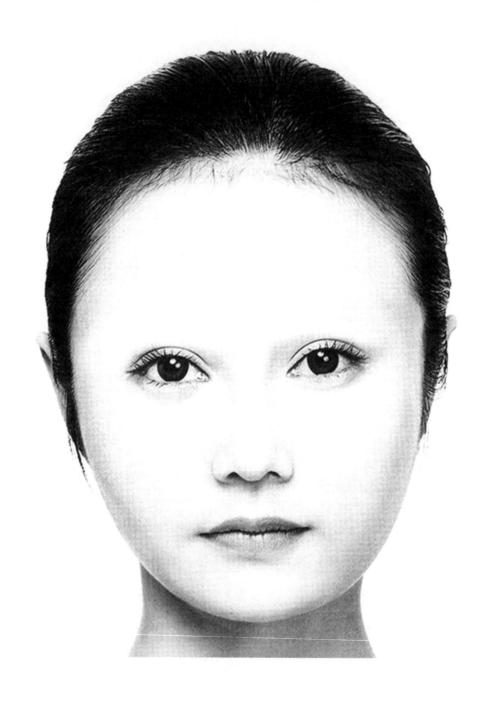

我的作品

请在训练底图上为不同的脸型描绘恰当的眉形（方形脸）。

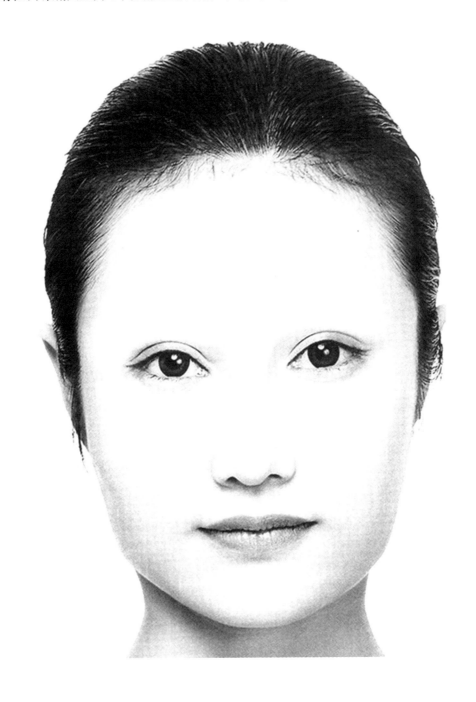

我的作品

请在训练底图上为不同的脸型描绘恰当的眉形（长形脸）。

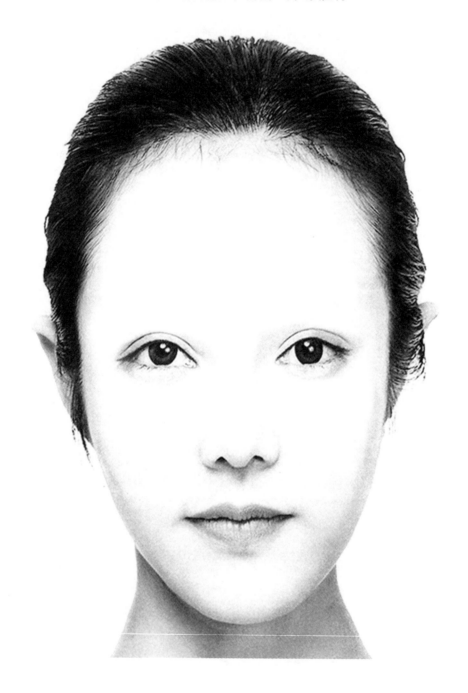

我的作品

请在训练底图上为不同的脸型描绘恰当的眉形（菱形脸）。

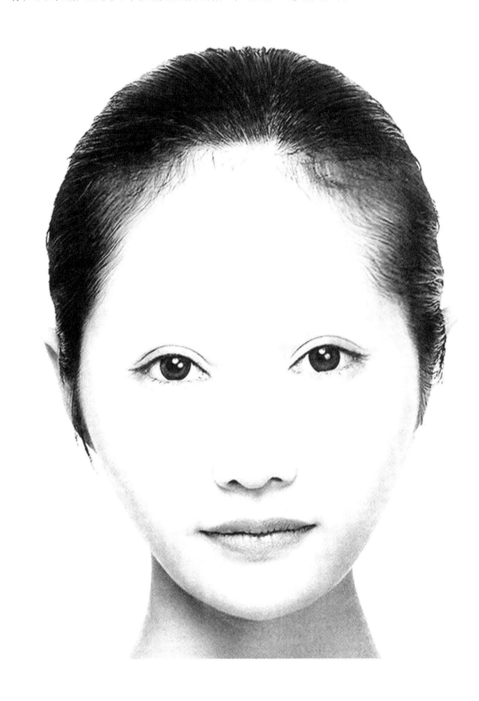

我的作品

请在训练底图上为不同的脸型描绘恰当的眉形（三角形脸）。

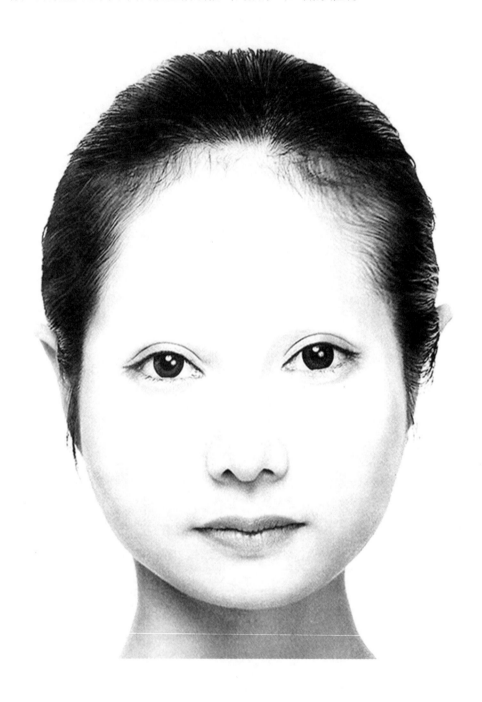

技能实训效果评价

实训项目名称		不同脸型的眉形设计绘画训练			
班级		姓名		学号	
序号	评分标准		评分权重	得分	
1	眉形的长度及宽度与脸型及眼形协调		20 分		
2	眉头点、眉峰点、眉肚点、眉心点、眉尖点定位合理		20 分		
3	线条流畅		20 分		
4	左右眉形对称		20 分		
5	眉形与底图中的五官相和谐，自然生动		20 分		
总分			100 分		
教师评语					
改进意见					

（卜肖红）

实训 2 手工文饰笔眉部线条绘画实例

实训 2.1 手工文饰笔基础线条绘画训练

实训目标

1. 重点掌握眉头基础线条（上单弧线）、眉尾基础线条（下单弧线）和眉腰过渡部线条（双叠线、三叠线）的组合画法。

2. 具备在绘图纸上设计基础线条的绘画技法。

3. 养成严谨认真、精益求精的工匠精神。

手工文饰笔基础
线条绘画技法

一、实训用品的准备

素描本、直尺、自动铅笔（0.3mm）、橡皮、绘图铅笔（HB、2B）、多色圆珠笔。

二、实训方法及步骤

（一）认识眉部文饰线条的特点

眉部文饰线条是模仿眉毛生长的自然形态而设计的，眉毛的毛球隐藏在眉部皮肤毛囊中，毛干从毛孔中生长出来，长度在 1cm 左右，肉眼观察到的单根眉毛的形态整体为弧形，起始点细，色泽淡；中间较粗，色泽深；末端细，色泽淡。所以眉部文饰线条呈现"细—粗—细，轻—重—轻"的弧形态势。

（二）持笔方法

模仿手工文饰笔的持笔方式，要求拇指、示指、中指三指持笔，笔杆保持垂直，笔尖轻触纸面，描绘过程中始终保持笔尖与纸面的垂直状态（图 7-10）。

要求：绘图铅笔笔尖削成鸭嘴状，即平口笔尖。

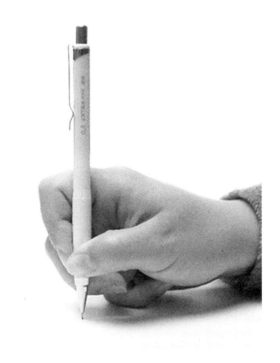

图 7-10　持笔方法

（三）着力方法

端坐于桌前，左手压住素描本防止其滑动。描画线条时，以腕关节的摆动及腕部力量推动笔尖弧形移动，而非指关节的运动。起笔轻着力，中间重着力，收笔轻着力。使线条呈现"轻—重—轻"的节奏感及弧形的飘动感。

在描画过程中，初学者往往难以控制好手部力量的强弱变化及笔尖运动的匀速，可以先调整呼吸，保持起笔前吸气，着笔过程中屏气，收笔后呼气的节奏，使呼吸节奏与运笔节奏一致，以描画出最美的线条。

（四）绘画步骤及方法

标准的绘画步骤及方法如下。

1. 眉头基础线条技法　上单弧线（图 7-11）。

（1）端坐于桌前，左手压住素描本防止其滑动，右手持笔，保持笔尖垂直于纸面，轻触纸面。

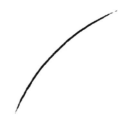

（2）以"轻—重—轻"的节奏，向后上方，画长度为 1~1.5cm 的弧形线条。

图 7-11　眉头基础线条

2. 眉尾基础线条技法　下单弧线（图 7-12）。

（1）端坐于桌前，左手压住素描本防止其滑动，右手持笔，保持笔尖垂直于纸面，轻触纸面。

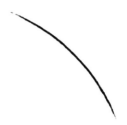

（2）以"轻—重—轻"的节奏，向后下方，画长度为 2cm 的弧形线条。绘画时需遵循眉尾的毛发生长方向，笔尖垂直于纸面，拇指与示指同时用力进行线条的自然下落练习。

图 7-12　眉尾基础线条

（五）基础线条绘画进阶

掌握了基础线条绘画技法后，可以进行羽毛描画进阶训练，以更好地掌握单根线条绘画技法，更好地表现线条的质感（图 7-13 ~ 7-14）。

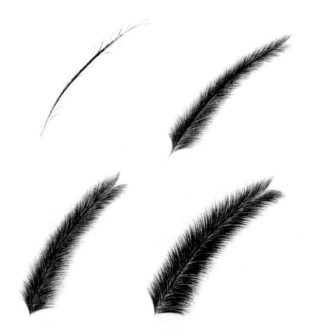

图 7-13　由单根线条（外上）组合而成的羽毛质感表现绘画

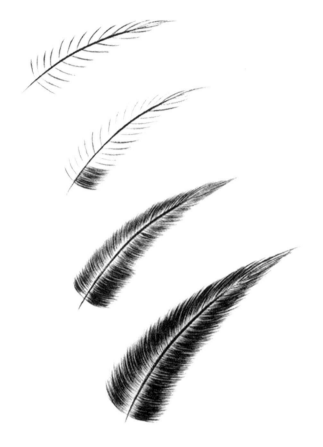

图 7-14　由单根线条（内上）组合而成的羽毛质感表现绘画

三、技法要点

（1）线条要呈现出流畅、光滑的弧形。

（2）线条要体现"轻—重—轻"的节奏感。

我的作品

眉头基础线条

我的作品

眉尾基础线条

我的作品

我的作品

技能实训效果评价

实训项目名称		手工文饰笔基础线条绘画训练		
班级		姓名		学号
序号	评分标准		评分权重	得分
1	线条呈现出流畅的弧形		20分	
2	线条光滑		20分	
3	线条体现"轻—重—轻"的节奏感		20分	
4	线条体现"细—粗—细"的节奏感		20分	
5	线条绘画灵动自然，美感较强		20分	
总分			100分	
教师评语				
改进意见				

（曾欣怡）

实训 2.2　手工文饰笔眉头线条排列技法

实训目标

1. 重点掌握眉头线条的排列技法。
2. 具备在绘图纸上进行眉头线条排列的绘画技法。
3. 养成严谨认真、精益求精的工匠精神。

手工文饰笔眉头
线条排列技法

一、实训用品的准备

素描本、直尺、橡皮、自动铅笔（0.3mm）、多色圆珠笔。

二、实训方法及步骤

眉头线条一般为 7~9 根，均为向后上方的短弧线（图 7-15），描绘技法如下。

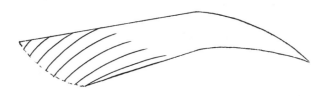

图 7-15　眉头线条的排列

（1）用浅色圆珠笔画一条直线为基准线。

（2）右眉眉头：用自动铅笔以下列规则由基准线起笔，向后上方画，第 1 根线条短，第 2 根线条长，第 3 根线条弯，第 4 根线条飘，第 5、第 6、第 7 根线条向后倒，第 8 根线条压基准线（图 7-16）。

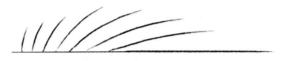

图 7-16　右眉头线条的排列绘画方法

（3）左眉眉头：用自动铅笔以下列规则由基准线起笔，向后下方画，第 1 根线条短，第 2 根线条长，第 3 根线条弯，第 4 根线条飘，第 5、第 6、第 7 根线条向后倒，第 8 根线条压基准线（图 7-17）。

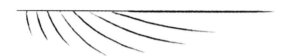

图 7-17　左眉头线条的排列绘画方法

（4）在设计好的眉形中进行眉头线条绘画时，以眉肚线为基准线，第 4 根线条连接上边框，最后一根线条重叠于下边框（图 7-18）。

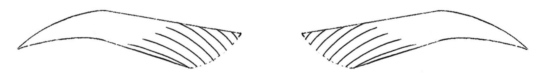

图 7-18　眉头线条在眉形中的排列绘画方法

三、技法要点

（1）线条排列要疏密得当，呈扇形展开。

（2）绘画过程中可以不断旋转素描本，调整角度，以适应手腕摆动的需要。

（3）左右眉头线条要对称。

我的作品

我的作品

我的作品

用浅色圆珠笔画眉形，用自动铅笔填充眉头线条。

技能实训效果评价

实训项目名称		手工文饰笔眉头线条排列技法绘画训练		
班级		姓名		学号
序号	评分标准		评分权重	得分
1	眉形整体长度、宽度符合中国女性平均眉形的长度与宽度		20分	
2	眉头定点准确，排列自然		20分	
3	单弧线线条流畅、不卡顿		20分	
4	左右眉头线条对称		20分	
5	眉头绘画灵动，美感较强		20分	
总分			100分	
教师评语				
改进意见				

（曾欣怡）

实训 2.3　手工文饰笔眉尾线条排列技法

实训目标

1. 重点掌握眉尾部基础线条（下单弧线）的排列及绘画技法。
2. 具备在绘图纸上进行眉尾部基础线条绘画的技能。
3. 养成严谨认真、精益求精的工匠精神。

手工文饰笔眉尾
线条排列技法

一、实训用品的准备

素描本、直尺、橡皮、自动铅笔（0.3mm）、多色圆珠笔。

二、实训方法及步骤

（一）认识眉尾线条的排列规律

眉尾线条一般可根据情况设计任意根，均为向后下的弧线，眉尾的第 1 根线条与眉头的第 4 根线条不相接，但要呼应成连续的圆弧，眉尾线条基本呈平行排列，最后一根线条重叠于眉尾上线框，收笔于眉尖（图 7-19）。

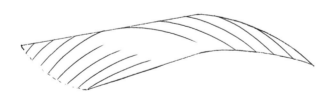

图 7-19　眉尾线条排列

（二）绘画步骤及方法

（1）用浅色圆珠笔画好眉形，用自动铅笔填充好眉头线条。

（2）于眉形上框线，眉头第 4 根线条收笔处向后一点处起笔，向后下方画眉尾的第 1 根弧线，收笔于眉形下框线。

（3）在眉尾的第 1 根弧线后方依次画平行的弧线，所有眉尾弧线均起笔于眉形上框线，收笔于眉形下框线，线条之间的距离大约与眉头线条间距相等，最后一根线条重叠于眉尾上框线，收笔于眉尖。

三、技法要点

（1）线条排列要疏密得当，呈大致平行态势。

（2）眉尾的第 1 根线条与眉头的第 4 根线条不相接但相呼应成连续的圆弧。

（3）最后一根线条重叠于眉尾上框线，收笔于眉尖。

我的作品

用浅色圆珠笔画眉形，用自动铅笔填充眉头及眉尾线条。

技能实训效果评价

实训项目名称		手工文饰笔眉尾线条排列技法绘画训练		
班级		姓名		学号
序号	评分标准		评分权重	得分
1	眉形整体长度、宽度符合中国女性平均眉形的长度与宽度		15分	
2	线条光滑、流畅		15分	
3	眉尾线条定点准确，基本呈平行排列		15分	
4	最后一根线条与眉尾上框线重叠		15分	
5	线条体现"轻—重—轻"的节奏感		20分	
6	眉尾绘画收尾自然，聚拢性强，有美感		20分	
	总分		100分	
教师评语				
改进意见				

（曾欣怡）

实训 2.4　手工文饰笔眉腰过渡线条排列技法

实训目标

1. 掌握眉腰过渡线条的设计方法。
2. 具备在绘图纸上进行眉腰过渡线条排列的技能。
3. 养成严谨认真、精益求精的工匠精神。

手工文饰笔眉
腰过渡线条排
列技法

一、实训用品的准备

素描本、直尺、自动铅笔（0.3mm）、橡皮、多色圆珠笔。

二、实训方法及步骤

（一）设计眉形和基础线条

用浅色圆珠笔画好眉形，用自动铅笔填充好眉头及眉尾线条。

（二）排列眉腰过渡线条

分别在眉头第 5、6、7、8 根线条后画弧线，弧线不能与眉头线条相接，但要呼应成连贯的弧形，弧度与眉头第 4 根线条和眉尾第 1 根线条呼应的弧线相一致，收笔于眉形下框线（图 7-20）。

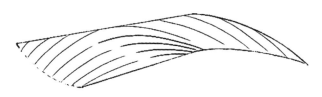

图 7-20　眉腰过渡线条的排列

三、技法要点

（1）弧线与眉头线条呼应成弧形但不相接。

（2）弧度与眉头第 4 根线条和眉尾第 1 根线条呼应的弧线相一致。

我的作品

技能实训效果评价

实训项目名称		手工文饰笔眉腰过渡线条排列技法绘画训练		
班级		姓名		学号	
序号	评分标准		评分权重	得分
1	线条流畅、不卡顿		20分	
2	眉腰过渡线条位置得当		20分	
3	眉腰过渡线条与眉头线条及眉尾线条衔接自然流畅		20分	
4	左右眉腰过渡线条对称		20分	
5	整体效果自然、生动		20分	
总分			100分	
教师评语				
改进意见				

（邱子津）

实训 2.5　手工文饰笔辅助线条的穿插排列技法

实训目标

1. 掌握辅助线条的设计方法。
2. 具备在绘图纸上进行辅助线条的穿插排列的技能。
3. 养成严谨认真、精益求精的工匠精神。

手工文饰笔辅
助线条的穿插
排列技法

一、实训用品的准备

素描本、直尺、自动铅笔（0.3mm）、橡皮、多色圆珠笔。

二、实训方法及步骤

（一）辅助线条的特点

辅助线条是穿插在主线条之间的弧线，以填充主线条之间的空隙，辅助线条与主线条基本平行，眉头部辅助线条的起笔应在主线条起笔点的后方，留出空白表现眉头的虚实渐变，眉尾部辅助线条的起笔在眉形上框线，收笔于眉形下框线，眉腰过渡部的辅助线条要与主线条错落排列，加强过渡效果。

（二）设计眉形和基础线条

用浅色圆珠笔画好眉形，用自动铅笔画好主线条。

（三）穿插辅助线条

眉头部位在眉肚线上方起笔，收笔于眉形上框线；眉腰部位起笔于眉肚线上方，与主线条错落穿插；眉尾部起笔于眉形上框线，收笔于眉形下框线（图 7-21）。

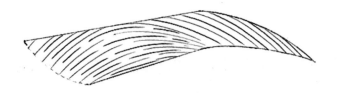

图 7-21　辅助线条的穿插

三、技法要点

（1）辅助线条要与主线条穿插排列，错落有致。

（2）辅助线条长度不宜过长。

（3）眉头的辅助线条排列要稀疏些，以表现眉头的虚感。

我的作品

技能实训效果评价

实训项目名称			手工文饰笔辅助线条的穿插排列技法绘画训练		
班级		姓名		学号	
序号	评分标准		评分权重	得分	
1	线条流畅、不卡顿		10分		
2	辅助线条位置恰当，主辅线条排列疏密得当		10分		
3	线条衔接自然、流畅		10分		
4	辅助线条的排列能体现眉毛整体虚实渐变的视觉效果		15分		
5	左右辅助线条对称		15分		
6	辅助线条与主线条和谐		20分		
7	整体效果自然、生动		20分		
总分			100分		
教师评语					
改进意见					

（邱子津）

实训 2.6　手工文饰笔绒毛线的穿插排列技法

实训目标

1. 掌握绒毛线的设计方法。
2. 具备在绘图纸上进行绒毛线的穿插排列绘画的技能。
3. 养成严谨认真、精益求精的工匠精神。

手工文饰笔绒
毛线的穿插排
列技法

一、实训用品的准备

素描本、直尺、自动铅笔（0.3mm）、橡皮、绘图铅笔（HB、2B）、可塑性橡皮、素描纸擦笔、多色圆珠笔。

二、实训方法及步骤

（一）绒毛线的特点

绒毛线是模仿眉毛中小绒毛的生长状态的短弧线，在主线条和辅助线条画好之后穿插在留白处，绒毛线除可填充留白外，其恰当的排列布置还可以表现出眉毛上虚下实、前虚后实的层次感。

（二）设计眉形和基础线条

用浅色圆珠笔画好眉形，用自动铅笔画好主线条及辅助线条。

（三）穿插绒毛线

观察留白处，在留白处穿插短的小弧线，即绒毛线。绒毛线的着力轻，色泽浅，长度短，可以与主线条及辅助线条平行，也可以搭在主线条及辅助线条上，呈"人"字形，但不可以形成十字交叉。眉头部位不做绒毛线，体现虚感，眉腰及眉尾的下部可多穿插绒毛线，以体现实感（图7-22）。

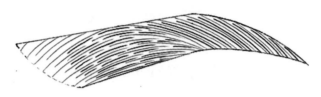

图 7-22　绒毛线的穿插

（四）绒毛线条绘画进阶训练

掌握了绒毛线条排列的绘画技法后，可以进行进阶训练，用自动铅笔绘画眉形，用可塑性橡皮弱化眉形边框，用自动铅笔绘画主线条、辅助线条及绒毛线条，用 2B 绘图铅笔强化主线条及辅助线条，用 HB 绘图铅笔丰富绒毛线条，最后用素描纸擦笔适度晕染，进一步突出绒毛线条的效果，得到仿真度高、生动自然的眉部线条图（图 7-23）。

图 7-23　绒毛线条绘画进阶训练效果图

三、技法要点

（1）绒毛线条在留白处穿插排列，错落有致。

（2）绒毛线条以短线条为主。

（3）绒毛线条的穿插要体现眉毛前虚后实、上虚下实的层次感和立体感。

我的作品

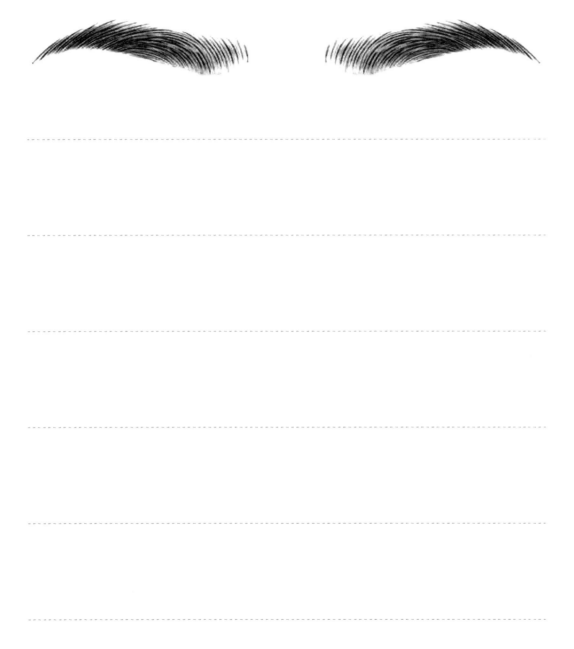

技能实训效果评价

实训项目名称		手工文饰笔绒毛线的穿插排列绘画训练		
班级		姓名		学号
序号	评分标准		评分权重	得分
1	线条流畅、不卡顿		20分	
2	绒毛线条位置恰当，与主线条及辅助线条排列疏密得当		20分	
3	绒毛线条能体现眉毛整体虚实渐变的视觉效果		20分	
4	左右眉效果对称		20分	
5	进阶训练时，绒毛线条的晕染效果生动自然		20分	
总分			100分	
教师评语				
改进意见				

（邱子津）

实训 3　文饰仪文饰眉部线条绘画训练

实训目标

1. 掌握文饰仪文饰眉部线条与手工文饰笔文饰眉部线条的异同。
2. 掌握文饰仪文饰眉部线条的排列方法。
3. 具备在绘图纸上进行文饰仪文饰眉部线条的绘图技能。
4. 养成严谨认真、精益求精的工匠精神。

文饰仪文饰眉部线条绘画训练

一、实训用品的准备

素描本、直尺、自动铅笔（0.3mm）、绘图铅笔（2B）、橡皮、可塑性橡皮、多色圆珠笔、墨汁、美术勾线笔。

二、实训方法及步骤

（一）文饰仪文饰眉部线条与手工文饰笔文饰眉部线条的异同

1. 相同点　二者均是模仿眉毛的自然形态，要求单根线条呈现"轻—重—轻"的节奏感及弧形的飘动感。

2. 不同点

（1）运笔方法不同：手工文饰笔在操作过程中始终是静止的，且重量较轻，线条描绘过程中以腕关节运动为主，指关节运动为辅进行描绘；在文饰仪的操作过程中，内部的马达处于高速运转状态，文饰仪会出现快速震动，且文饰仪重量较重，因此在线条描绘过程中要用指关节控制文饰仪保持稳定，腕关节运动以文饰线条，故对腕关节的灵活度及指关节的稳定度要求较高。

（2）排列规则不同：手工文饰笔文饰形成的表皮创伤为直线型，直线型创伤交叉点会出现创伤反应加重而难留色、易洇色的现象，故手工文饰笔文饰眉部线条以平行排列为主，不允许交叉；文饰仪文饰形成的表皮创伤为点状，且可以精确控制进针深度，文饰线条的交叉点不会有异常反应，故文饰仪文饰的眉部线条可以交叉，灵活排列，仿真度更高，表现力更强。

（二）文饰仪文饰眉部线条的常见排列规则

文饰仪文饰眉部线条排列灵活多样，常见的排列规则有：人字型组合、平行型组合、交叉型组合、个字型组合、爪字型组合、川字形组合（图 7-24）。

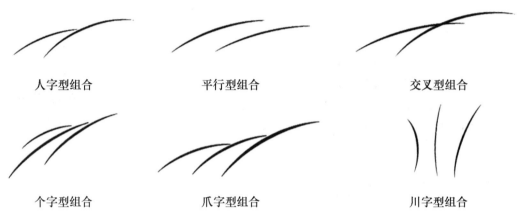

人字型组合	平行型组合	交叉型组合
个字型组合	爪字型组合	川字型组合

图 7-24　文饰仪文饰眉部线条的常见排列规则

（三）文饰仪文饰眉部线条的整体排列绘画步骤及方法

（1）用浅色圆珠笔确定眉形及眉毛聚拢线（图 7-25）。

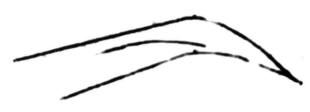

图 7-25　眉形及眉毛聚拢线

（2）描画眉腰下部主线条（图 7-26）。

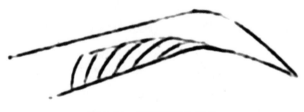

图 7-26　眉腰下部主线条

（3）描画眉腰上部主线条及眉尾主线条，眉尾主线条起笔于眉尾上弧线，与眉尾下弧线保持一定的留白（图 7-27）。

图 7-27　眉腰上部主线条及眉尾主线条

（4）以人字型组合、个字型组合方式穿插眉腰及眉尾辅助线条（图 7-28）。

图 7-28　眉腰及眉尾辅助线条

（5）以川字型组合方式描画眉头主线条（图 7-29）。

图 7-29　眉头主线条

（6）以人字型组合、个字型组合方式穿插辅助线条（图 7-30）。

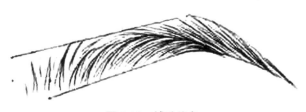

图 7-30　辅助线条

（7）依据前虚后实、上虚下实的原则，在空白处以个字型组合或平行型组合的形式穿插绒毛线条（图 7-31），用 2B 绘图铅笔强化主线条形态，突出层次感。

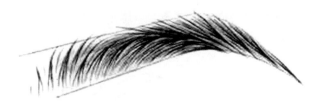

图 7-31　绒毛线条

（8）绘画技法熟练后，用铅笔描绘眉形，用可塑性橡皮弱化眉形框线，之后进行线条绘画，完成眉部线条绘画效果图（图 7-32）。

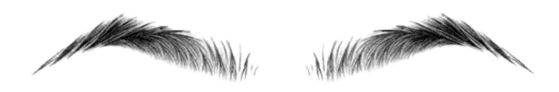

图 7-32　文饰仪眉部线条绘画效果图

（9）文饰仪文饰眉部线条排列的衍生变化：由于文饰仪文饰眉部线条可以交叠穿插，可以描绘出高度仿真、灵动自然的眉毛线条，掌握线条排列的绘画技能后，大家可以临摹一幅作品，以提高对眉部仿真线条的认识（图 7-33）。

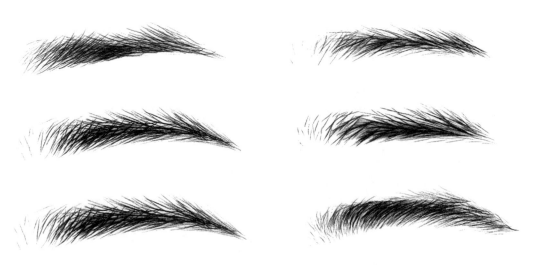

图 7-33　文饰仪文饰眉部线条排列的衍生变化

（四）文饰仪文饰眉部线条整体排列绘画的进阶训练

软笔相较硬笔，在表现眉毛质感上更具优势，当掌握了用自动铅笔绘画整体线条排列后，可以进行进阶训练。准备好美术勾线笔，墨汁用清水调为深浅两个色调（图7-34），用自动铅笔确定眉形及眉毛聚拢线（图7-35），用美术勾线笔蘸取深色墨汁描画主线条及辅助线条，蘸取浅色墨汁描画绒毛线（图7-36），完成后用可塑性橡皮擦去眉形确定线及眉毛聚拢线，即可得到仿真度高、层次感强的眉部线条图（图7-37）。

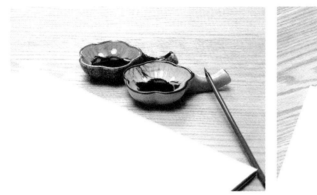
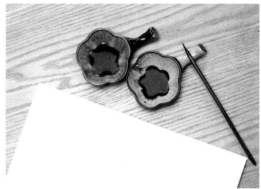

图 7-34　眉部线条整体排列绘画的进阶训练用品

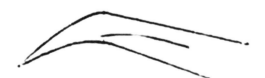
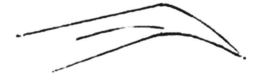

图 7-35　用自动铅笔确定眉形及眉毛聚拢线

这样的训练可以帮助我们增加手部关节的灵活性与稳定性，提升眉部美学修养。大家可以临摹眉部线条绘画作品，以进行进阶训练。

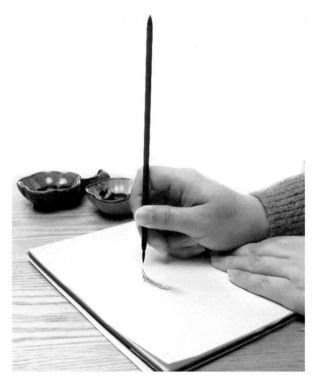

图 7-36　美术勾线笔的使用方法

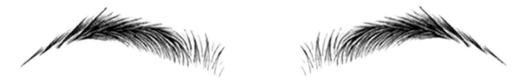

图 7-37　眉部线条整体排列绘画的进阶训练效果图

三、技法要点

（1）眉形设计可略去眉肚弧线，给予眉头线条更大的表现空间。

（2）眉腰部位线条和眉尾前部线条要有聚拢效果。

（3）线条组合要错落有致，不可杂乱无章，要体现虚实变化。

我的作品

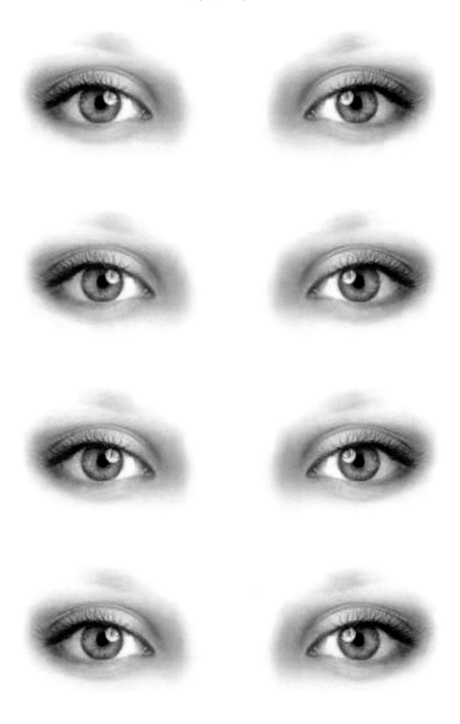

技能实训效果评价

实训项目名称		文饰仪文饰眉部线条绘画训练		
班级		姓名		学号
序号	评分标准		评分权重	得分
1	线条流畅，呈现"轻—重—轻"的节奏感及弧形的飘动感		15分	
2	无过直、过弯、顿点、歪扭等错误		15分	
3	基本线条的排列和穿插得当，布局美观		15分	
4	眉部整体线条排列灵动自然，仿真度高		15分	
5	左右眉对称		20分	
6	眉形与底图中眼睛的形态和谐，生动自然		20分	
总分			100分	
教师评语				
改进意见				

（武　燕）

实训 4　眉部线条文饰技法实训

实训 4.1　医学美容文饰技术划刺技法训练

实训目标

1. 掌握手工文饰笔在文饰练习皮上的线条划刺技法。
2. 掌握电动文饰仪在文饰练习皮上的线条划刺技法。
3. 养成严谨认真、精益求精的工匠精神。

医学美容文饰技术划刺技法训练

一、实训用品的准备

文饰练习皮（平面）、手工文饰笔（十字口）、文饰排针（斜口，12 针或 14 针）、电动文饰仪、电动文饰仪全抛式一体针（半壁，U 型）、手工文饰线条眉色膏（中咖色或深咖色）、文饰仪文饰线条眉色乳（中咖色或深咖色）、色料戒指杯、文饰用品架、文饰指套或手套、脱脂棉、文饰练习皮擦拭油（或橄榄油）。

二、实训方法及步骤

（一）手工文饰笔在文饰练习皮上的线条划刺技法训练

（1）安装文饰排针：打开文饰排针的包装，取出针片，将手工文饰笔的螺纹旋口松开，将针片的针柄卡入十字口，使针片与手工笔成斜角，长针一侧向外，针片的角度及露出的长度视使用者习惯而定，调整好后将螺纹旋口旋紧，将针片固定于手工笔上（图 7-38）。

手工文饰针的安装

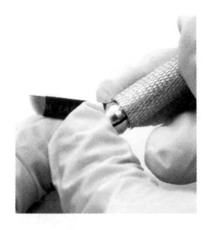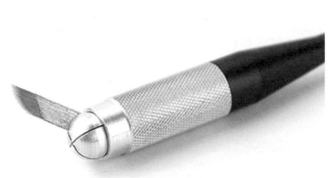

图 7-38　安装文饰排针

（2）准备练习皮及色膏：将练习皮平放于桌面，取少量手工文饰线条眉色膏于色料戒指杯中，用排针针尖蘸取少量色膏，注意色膏蘸取要少量，否则容易遮盖操作部位（图 7-39）。

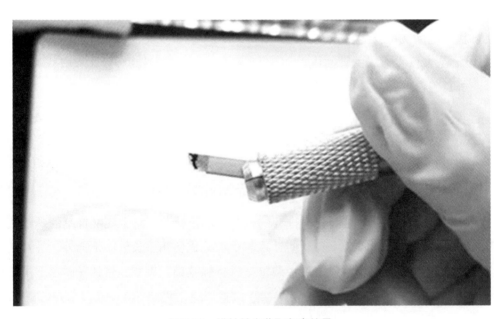

图 7-39　排针针尖蘸取色膏的量

（3）划刺：戴好指套或手套，端坐于桌前，将色料戒指杯戴在左手示指或中指，左手固定练习皮，右手拇指、示指和中指持手工笔，排针针片垂直于皮面，短针在前，长针在后，以腕关节的运动带动排针针尖运动，以"轻—重—轻"的用力节奏，在练习皮上划刺弧线（图 7-40）。

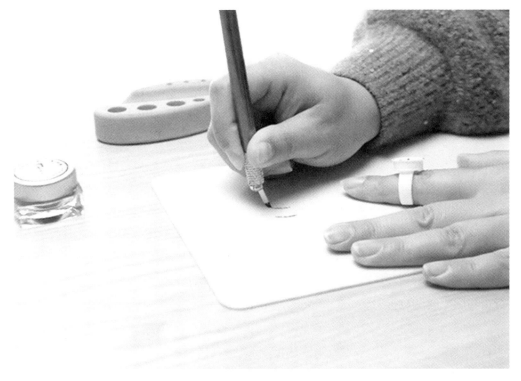

图 7-40　手工文饰笔的划刺

（4）观察：用脱脂棉蘸取练习皮擦拭油轻轻擦去浮色，观察效果（图 7-41）。

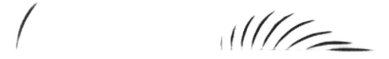

图 7-41　手工文饰笔的划刺效果

（二）电动文饰仪在文饰练习皮上的线条划刺技法训练

（1）检查电动文饰仪：接通电动文饰仪电源，打开开关，检查文饰仪运转是否正常后关闭开关。

（2）安装文饰针：打开电动文饰仪全抛式一体针包装，取出文饰针，固定于电动文饰仪螺口处，确保安装固定牢靠（图 7-42）。

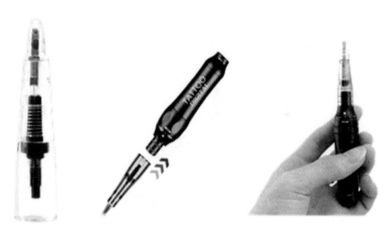

图 7-42   电动文饰仪全抛式一体针的安装

（3）调节出针长度：打开电动文饰仪开关，调节出针旋钮，调整出针长度在 1mm 左右；关闭开关，将电动文饰仪放置于文饰用品架上。

（4）准备练习皮及色乳：将练习皮平放于桌面，取适量文饰仪文饰线条眉色乳于色料戒指杯中（图 7-43）。

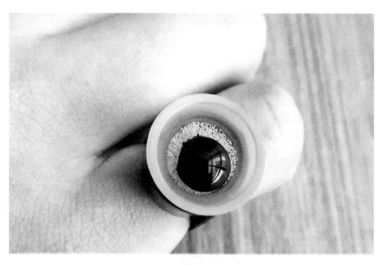

图 7-43   取适量文饰仪文饰线条眉色乳于色料戒指杯

（5）划刺：戴好指套或手套，端坐于桌前，将色料戒指杯戴在左手示指或中指，右手拇指、示指和中指持电动文饰仪，文饰针有壁一侧朝向手心，无壁一侧朝向拇指（图 7-44）。打开电动文饰仪开关，左手固定练习皮，用文饰针针尖吸取少量色乳，文饰针片垂直于皮面，有壁一侧紧贴练习皮，以腕关节的运动带动排针针尖运动，以"轻—重—

轻"的用力节奏，在练习皮上划刺弧线（图 7-45）。

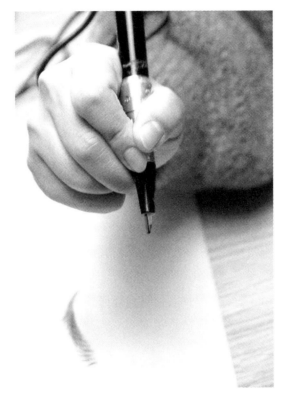

图 7-44　电动文饰仪的握持

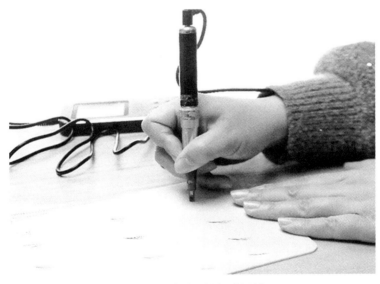

图 7-45　电动文饰仪的划刺

（6）观察：用脱脂棉蘸取练习皮擦拭油轻轻擦去浮色，观察效果（图 7-46）。

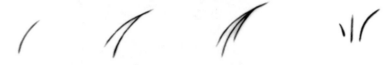

图 7-46　电动文饰仪的划刺效果

三、技法要点

（1）针片、针尖与练习皮皮面保持垂直。

（2）划刺以"轻—重—轻"的用力节奏匀速进行，使线条呈现"细—粗—细"的均匀弧形。

（3）入针深度在 1mm 左右，过深会使皮损加深，过浅则不易留色。

（4）用电动文饰仪进行划刺技法训练时，用拇指、示指和中指控制好文饰仪的震动，确保运针平稳。

作品欣赏及临摹

技能实训效果评价

实训项目名称		医学美容文饰技术划刺技法训练		
班级		姓名		学号
序号	评分标准		评分权重	得分
1	文饰排针、文饰仪全抛式一体针安装正确		10分	
2	文饰练习皮、色膏、色乳准备方法正确		10分	
3	手工文饰笔握持方法正确		10分	
4	电动文饰仪使用方法正确		10分	
5	电动文饰仪握持方法正确		10分	
6	入针深度在1mm左右		10分	
	划刺以"轻—重—轻"的用力节奏匀速进行,使线条呈现"细—粗—细"的均匀弧形		20分	
7	线条划刺效果流畅、美观		20分	
总分			100分	
教师评语				
改进意见				

（卜肖红）

实训 4.2　眉部线条手工文饰笔文饰技术在练习皮上的训练

实训目标

1. 掌握眉部线条手工文饰笔文饰技术在练习皮上的操作技法。
2. 具备在练习皮上用手工文饰笔进行线条眉文饰的技能。
3. 养成严谨认真、精益求精的工匠精神。

眉部线条手工文
饰笔文饰技术在
练习皮上的训练

一、实训用品的准备

文饰练习皮（平面）、手工文饰笔（十字口）、飘眉排针、线条眉文饰色膏（深咖色）、色料戒指杯、文饰用品架、脱脂棉、练习皮擦拭油（或橄榄油）、直尺、自动铅笔、橡皮。

二、实训方法及步骤

（一）眉形及主线条的设计

在文饰练习皮上用自动铅笔画好想要的眉形，描画好聚拢线及主线条，对眉部线条排列掌握熟练者也可不画主线条（图 7-47）。

图 7-47　眉形及主线条的设计

（二）手工文饰笔的准备

将文饰排针针片固定于手工文饰笔上，放置于文饰用品架上。

（三）线条划刺

（1）取适量色乳于色料戒指杯中，戴好指套或手套，将色料戒指杯戴在左手示指或中指上。

（2）右手持手工笔，用排针针尖蘸取少量色膏。

（3）端坐于桌前，左手压住练习皮防止其滑动，同时左手示指、中指压在眉形上下（不可接触眉形框线），模拟在皮肤上的正确压指绷撑动作。右手执笔，针片与练习皮垂直，利用手腕上下摆动，从针片弧面的短侧起笔，继而向前，按照"轻—重—轻"的用力节奏划出弧形线条，入针深度在1mm左右。练习皮可以随时旋转角度，以适应操作的需要（图7-48）。

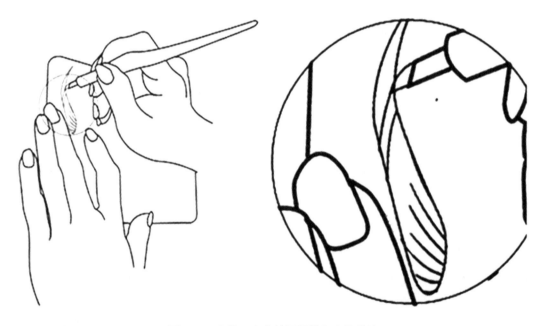

图7-48 在练习皮上的眉部线条文饰技法

（4）按照眉部文饰线条排列的要求，用手工文饰笔完成主线条与辅助线条的文饰。

（5）用脱脂棉蘸取练习皮擦拭油（或橄榄油）擦去浮色。

（6）观察线条，在未能留色处进行补充操作。

（7）在留白处文饰绒毛线条。

（8）用脱脂棉蘸取练习皮擦拭油（或橄榄油）擦去浮色。

（9）观察文饰效果，进行补充与修正，完成作品（图7-49）。

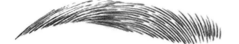 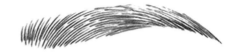

图 7-49　手工文饰笔在练习皮上文饰线条眉的效果

三、技法要点

（1）针片垂直于皮面，否则留色后线条会增粗。

（2）进针深度保持在 1mm 左右，模拟针片在面部皮肤上的进针深度。

（3）初学者不易掌握好力度，在进行"轻—重—轻"的线条文饰中，线条两端容易出现不留色的现象，要注意补色。

（4）主线条与辅助线条文饰入针要略深，留色要略实，绒毛线条入针要略浅，留色要略虚，体现层次感。

作品欣赏及临摹

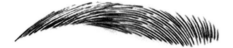 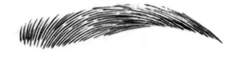

技能实训效果评价

实训项目名称		眉部线条手工文饰笔文饰技术在练习皮上的训练		
班级		姓名		学号
序号	评分标准		评分权重	得分
1	文饰练习皮、色膏准备方法正确		10 分	
2	文饰排针在手工文饰笔上的安装正确		10 分	
3	单根线条呈现"细—粗—细"的均匀弧形过渡		10 分	
4	线条排列自然、美观		10 分	
5	入针深度在 1mm 左右		10 分	
6	留色恰当		15 分	
7	整体效果前虚后实、上虚下实，层次感强		15 分	
8	整体效果生动、美观		20 分	
总分			100 分	
教师评语				
改进意见				

（武　燕）

实训 4.3　眉部线条电动文饰仪文饰技术在练习皮上的训练

实训目标

1. 掌握使用电动文饰仪在文饰练习皮上进行仿真线条眉文饰的操作方法。

2. 具备在文饰练习皮上进行仿真线条眉文饰的技能。

3. 养成严谨认真、精益求精的工匠精神。

一、实训用品的准备

文饰练习皮（平面）、电动文饰仪、电动文饰仪全抛式一体针（半壁、U 型）、文饰仪文饰线条眉色乳（中咖色或深咖色）、色料戒指杯、文饰用品架、文饰指套或手套、脱脂棉、文饰练习皮擦拭油（或橄榄油）、直尺、自动铅笔、橡皮。

二、实训方法及步骤

（一）眉形及主线条的设计

在文饰练习皮上用自动铅笔画好想要的眉形，描画好聚拢线及主线条，对眉部线条排列掌握熟练者也可不画主线条（图 7-50）。

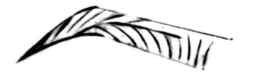

图 7-50　眉形及主线条的设计

（二）电动文饰仪调试

（1）检查电动文饰仪：接通电动文饰仪电源，打开开关，检查文饰仪运转是否正常后关闭开关。

（2）安装文饰针：打开电动文饰仪全抛式一体针包装，取出文饰针，固定于电动文饰仪螺口处，确保文饰针固定牢靠。

（3）调节文饰仪转速及出针长度：打开电动文饰仪开关，调节至合适转速，调节出针旋钮，调整出针长度在1mm左右；关闭开关，将电动文饰仪放置于文饰用品架上。

（三）线条划刺

（1）取适量色乳于色料戒指杯中，戴好指套或手套，将色料戒指杯戴在左手示指或中指上。

（2）端坐于桌前，右手持电动文饰仪，文饰针有壁一侧朝向手心，无壁一侧朝向拇指。打开电源开关，左手压住练习皮防止其滑动，同时左手示指、中指压在眉形上下（不可接触眉形框线），模拟在皮肤上的正确压指绷撑动作。用文饰针针尖吸取少量色乳，文饰针片垂直于皮面，有壁一侧紧贴练习皮，以腕关节的运动带动排针针尖运动，以"轻—重—轻"的用力节奏，划刺主线线条。

（3）观察调整：用脱脂棉蘸取练习皮擦拭油轻轻擦去浮色，观察效果，未能留色部位进行补充操作。

（4）穿插辅助线条：使用人字型组合、个字型组合、平行型组合等方式穿插辅助线条。

（5）观察调整：用脱脂棉蘸取练习皮擦拭油轻轻擦去浮色，观察效果，未能留色部位进行补充操作。

（6）穿插绒毛线：在空白处依据前虚后实、上虚下实的原则，以个字型组合或平行型组合的形式穿插绒毛线条。

（7）观察调整：用脱脂棉蘸取练习皮擦拭油轻轻擦去浮色，观察效果，未能留色部位进行补充操作。

（8）使用以上方法，完成另外一侧眉毛的文饰。

（9）观察调整：观察两侧眉毛形态，对不对称或不完美的地方进行修正（图7-51）。

图7-51　电动文饰仪在练习皮上文饰线条眉的效果

三、技法要点

（1）文饰针每次吸取色乳的量要少，吸取色乳过多，色乳将遮挡视线，要少吸色乳，勤吸色乳。

（2）绒毛线条的划刺比主线条及辅助线条的划刺用力略轻，入针略浅，留色略淡，以体现层次感。

（3）入针深度在 1mm 左右，过深会使皮损加深，过浅则不易留色。

作品欣赏及临摹

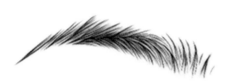 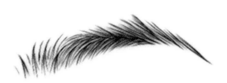

技能实训效果评价

实训项目名称		眉部线条电动文饰仪文饰技术在练习皮上的训练		
班级		姓名		学号
序号	评分标准		评分权重	得分
1	文饰练习皮、色乳准备方法正确		10分	
2	电动文饰仪、全抛式一体针安装、调试正确		10分	
3	单根线条呈现"细—粗—细"的均匀弧形过渡		10分	
4	线条排列自然、美观		10分	
5	入针深度在1mm左右		10分	
6	留色恰当		15分	
7	整体效果前虚后实、上虚下实，层次感强		15分	
8	整体效果仿真、生动		20分	
总分			100分	
教师评语				
改进意见				

（武　燕）

实训 5　雾妆眉技法

实训 5.1　雾妆眉素描技法

实训目标

1. 了解雾妆眉的特点。
2. 具备在绘图纸上进行雾妆眉素描的技能。
3. 养成持之以恒、刻苦钻研的绘画精神。

雾妆眉素描技法

一、实训用品的准备

素描本、直尺、自动铅笔、自动铅笔芯（0.5mm）、橡皮、绘图铅笔（HB、2B）、素描纸擦笔。

二、实训方法及步骤

（一）雾妆眉的特点

雾妆眉有粉雾眉、粉黛眉等多种名称，是以点刺的手法将半永久色乳植入真皮浅层，形成点状着色，随着色乳在皮肤内的晕散，形成眉粉化妆的效果，似雾笼罩在原生眉毛上，时尚又自然，故称为雾妆眉。雾妆眉具有浅淡自然、虚实渐变的特点（图 7-52）。

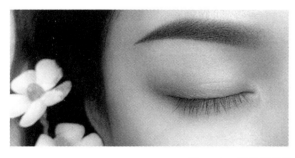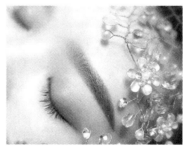

图 7-52　雾妆眉的特点

雾妆眉虚实渐变的规则如下（图 7-53）。

图 7-53　雾妆眉虚实渐变的规则

（二）雾妆眉的常用绘图技法

1. 雾妆眉点刺绘图技法

（1）定眉形：用自动铅笔点好眉形边框（图 7-54）。

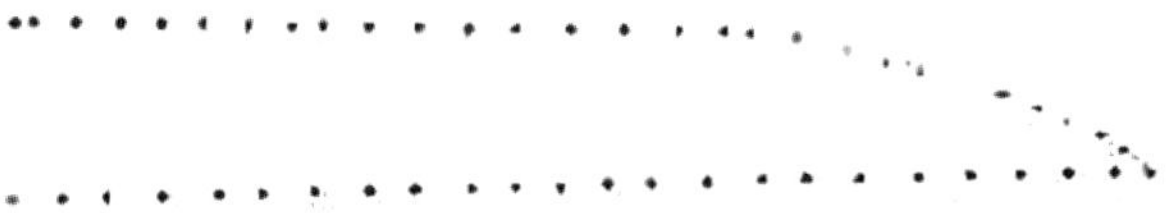

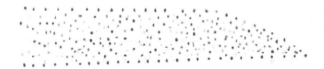

图 7-54　定眉形

（2）打底色：自动铅笔垂直点画着色点，均匀铺满整个眉形，眉头稀疏（图 7-55）。

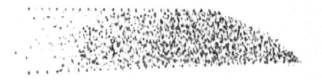

图 7-55　打底色

（3）做渐变：从眉脊线开始，加深加密着色点，过渡到边缘和眉头，做到前虚后实，上虚下实（图 7-56）。

图 7-56　做渐变

（4）检查效果：边做边观察形态，及时调整，使眉毛过渡自然，层次感强（图 7-57）。

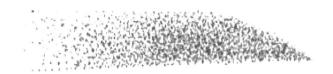

图 7-57　检查效果

2．雾妆眉排线绘图技法

（1）平行排线画眉法的绘画步骤及方法如下。

1）画出一字眉的眉形边框（图 7-58）。

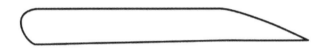

图 7-58　画眉形

2）削尖铅笔，以平行长线条的方法排列线条（图 7-59）。

图 7-59　一层排线

3）第一遍排线颜色填满眉框后开始第二遍排线，眉尾开始加深颜色（图 7-60）。

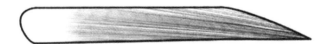

图 7-60　二层排线

4）着重加深眉腰与眉尾的颜色（图 7-61）。

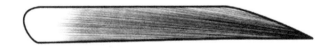

图 7-61　三层排线

5）用比较柔和的线条画出眉头，如果眉头颜色太重，可以用素描纸擦笔修正一下（图 7-62）。

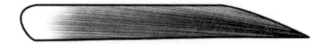

图 7-62　眉头排线

6）过渡好眉头与眉腰之间的颜色（图 7-63）。

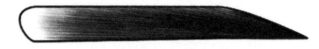

图 7-63　过渡

7）去除眉头边框后的效果如下（图 7-64）。

图 7-64　去除眉头边框后的效果

（2）斜线画眉法（欧式眉）的绘画步骤及方法如下。

1）画出欧式眉的眉形边框（图 7-65）。

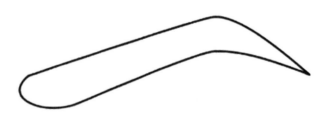

图 7-65　画眉形

2）用铅笔画放射状圆弧斜线，线的尾端位于眉上框线和眉头的位置（图 7-66）。

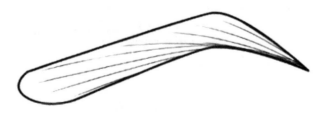

图 7-66　一层排线

3）在画好的线里面填充线条，平铺，逐渐加密（图 7-67）。

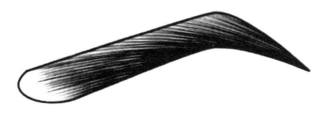

图 7-67　二层排线

4）眉头笔触要轻，淡淡过渡，眉尖处逐渐加深，整体要有轻重渐变（图 7-68）。

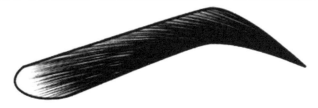

图 7-68　三层排线

5）加深眉峰和眉尾的颜色，使眉毛"上轻下重，前轻后重"，上眉峰颜色要淡一些，不能比下眉峰颜色深（图 7-69）。

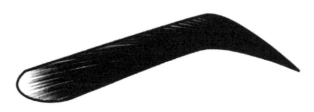

图 7-69　四层排线

6）去除边框后的效果如下（图 7-70）。

图 7-70　去除边框后的效果

（3）平涂画眉法（标准眉）的绘画步骤及方法如下。

1）画出标准眉的眉形边框（图7-71）。

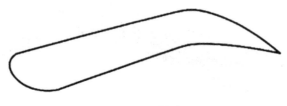

图 7-71　画眉形

2）平涂时要拿捏好轻重，采用"轻—重—轻"的手法，线条略带弧度，不要有顿点，深浅要一致，下笔力度均匀。此步骤的关键是下笔的力度要均匀（图7-72）。

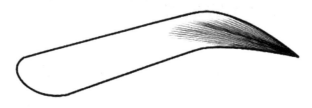

图 7-72　一层排线

3）第一遍平涂完成后，再平涂第二遍，使眉毛颜色加深（图7-73）。

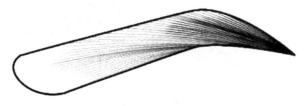

图 7-73　二层排线

4）开始加深眉峰至眉尾的颜色（图7-74）。

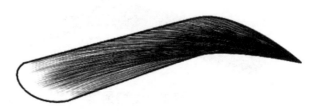

图 7-74　三层排线

5）加深眉峰眉尾的颜色，使眉毛"上轻下重，前轻后重"，上眉峰颜色要淡一些，不能比下眉峰颜色深（图 7-75）。

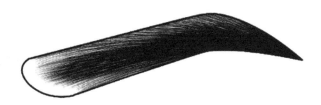

图 7-75　四层排线

6）眉头笔触要轻，加深眉腰和眉尖的颜色，整体要有轻重渐变（图 7-76）。

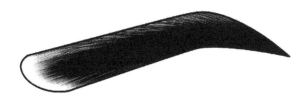

图 7-76　五层排线

7）去除边框后的效果如下（图 7-77）。

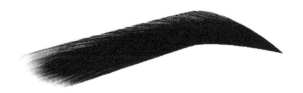

图 7-77　去除边框后的效果

三、技法要点

（1）雾妆眉点刺绘图中笔尖要与纸面垂直。

（2）雾妆眉排线画法中线条要流畅，下笔力度要均匀。

（3）眉毛颜色要虚实渐变，边缘清晰流畅。

我的作品

我的作品

我的作品

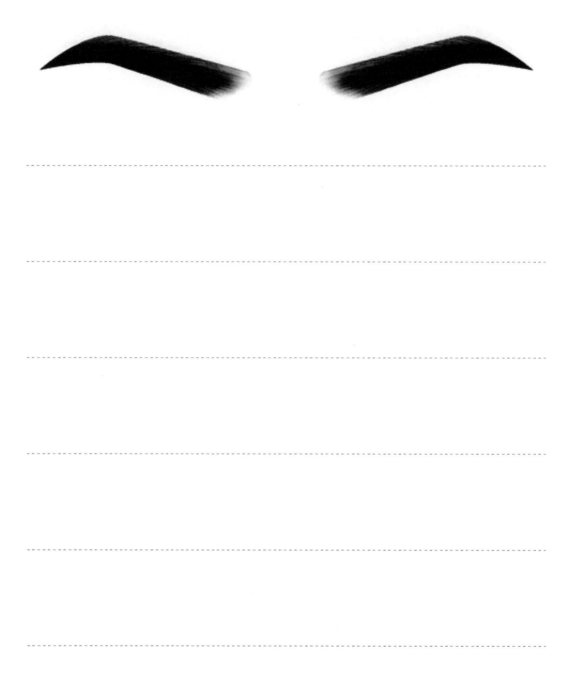

我的作品

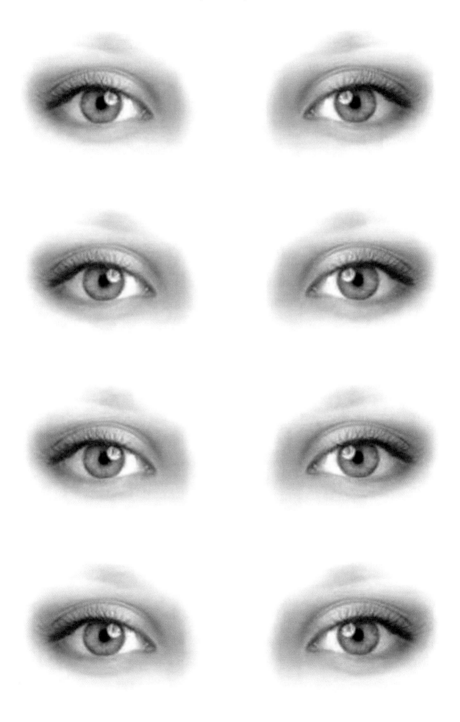

技能实训效果评价

实训项目名称		雾妆眉素描技法		
班级		姓名		学号
序号	评分标准		评分权重	得分
1	眉形符合标准，左右眉形对称		10 分	
2	眉形内填色无缺漏		10 分	
3	线条排列立体，衔接流畅		10 分	
4	眉头有色无形，逐渐消失		15 分	
5	眉毛边缘清晰，干净细腻		15 分	
6	雾妆眉颜色渐变自然，有层次		20 分	
7	眉毛整体效果精致，有美感		20 分	
总分			100 分	
教师评语				
改进意见				

（黄泽慧）

实训 5.2　眉部手工点雾技术在练习皮上的训练

实训目标

眉部手工点雾
技术在练习皮
上的训练

1. 掌握手工点雾技术。

2. 具备在练习皮上手工点雾的技能。

3. 养成严谨认真、精益求精的工匠精神

一、实训用品的准备

文饰练习皮（平面）、手工文饰点雾笔（圆口）、点刺针（圆 3）、文眉色料（膏体、深咖色）、雾眉专用色乳、色料戒指杯、色料小勺、手工笔架、脱脂棉、练习皮擦拭油（或橄榄油）、直尺、铅笔、橡皮。

二、实训方法及步骤

（一）手工文饰点雾笔及点刺针的固定方法

使用时，将手工文饰点雾笔的螺纹旋口松开，将点刺针的针柄垂直插入十字口中间的圆孔，点刺针露出的长度视使用者习惯而定，调整好长度后，将螺纹旋口旋紧，将点刺针稳定地固定于手工文饰点雾笔上。垂直握持手工文饰点雾笔，使针片与平面皮保持垂直。

（二）雾妆眉点刺技术在练习皮上的训练方法

1. 物品的准备

（1）将点刺针片固定于手工文饰点雾笔上，放置于手工文饰点雾笔架上（图 7-78）。

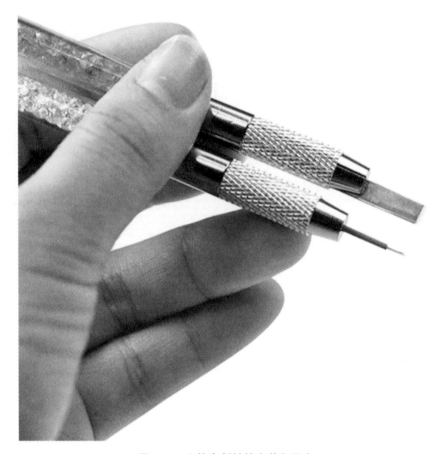

图 7-78　文饰点刺针的安装和固定

（2）将适量雾眉专用色乳置于色料戒指杯中。

2．操作方法

（1）在练习皮上用自动铅笔画好眉形。

（2）用手工文饰点雾笔蘸取雾眉专用色料，在眉形范围内垂直于练习皮进行点刺，做第一层点刺平铺，布点均匀稀疏，点刺深度为 1mm 左右（图 7-79）。

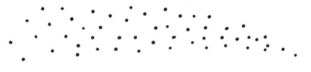

图 7-79　第一层平铺

（3）用脱脂棉蘸取练习皮擦拭油（或橄榄油），擦去浮色，在第一层平铺的基础上完成第二层平铺，布点均匀，眉头稀疏，点刺深度为 1mm 左右（图 7-80）。

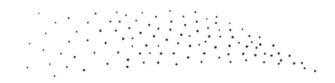

图 7-80　第二层平铺

（4）用脱脂棉蘸取练习皮擦拭油（或橄榄油），擦去浮色，在第二层平铺的基础上完成第三层平铺，布点均匀，眉头稀疏，点刺深度为 1mm 左右（图 7-81）。

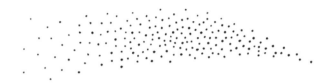

图 7-81　第三层平铺

（5）用脱脂棉蘸取练习皮擦拭油（或橄榄油），擦去浮色，在第三层平铺的基础上完成第四层平铺，布点均匀，眉头稀疏，点刺深度为 1mm 左右（图 7-82）。

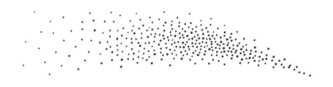

图 7-82　第四层平铺

（6）用脱脂棉蘸取练习皮擦拭油（或橄榄油），擦去浮色，在第四层平铺的基础上进行调整与修型，使点刺的布点符合雾妆眉的层次渐变规律（图 7-83）。

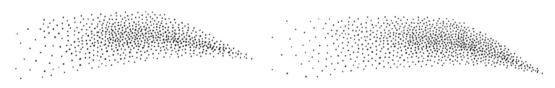

图 7-83　第一次与第二次调整修型

（7）用脱脂棉蘸取练习皮擦拭油（或橄榄油）擦去浮色，观察效果，做细微调整，完成作品（图 7-84）。

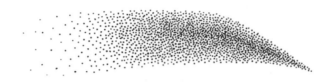

图 7-84　效果

三、技法要点

（1）手工点雾一般用雾眉专用色料，练习时也可以使用液体色料，推荐使用深咖啡色，雾眉专用色料的颜色要比线条眉专用色料的颜色浅。

（2）点刺针点刺时与练习皮保持垂直，进针深度 1mm 左右。

（3）手工点雾会出现不易留色现象，可反复多次操作。

（4）要以眉毛的层次感和立体感为美学依据，以点刺布点的不同密度来体现美学特点。

作品赏析及临摹

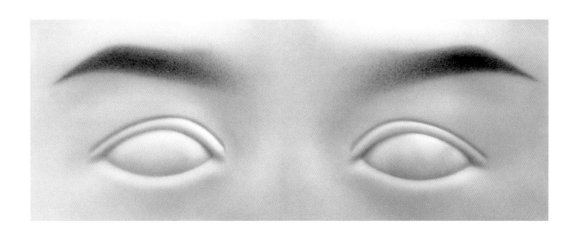

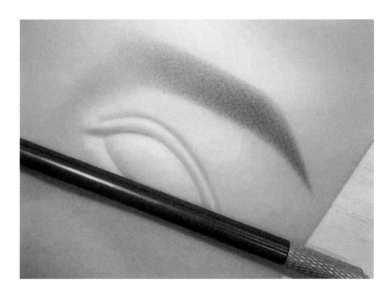

技能实训效果评价

实训项目名称		眉部手工点雾技术在练习皮上的训练		
班级		姓名		学号
序号	评分标准		评分权重	得分
1	准备用品齐全，摆放方便整齐		10分	
2	正确固定手工文饰点雾笔及点刺针		10分	
3	点刺针点刺时与练习皮保持垂直		10分	
4	色料选择颜色合适		15分	
5	眉形对称，左右一致		15分	
6	眉毛上色效果好，留色时间长		20分	
7	眉毛渐变自然，雾感通透		20分	
总分			100分	
教师评语				
改进意见				

（黄泽慧）

第8章　眼部文饰技术项目分解训练

第8章
复习思考题

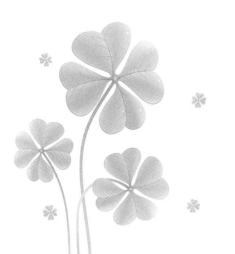

实训1　美睫线及美瞳线文饰技法

实训1.1　美睫线及美瞳线设计绘图训练

实训目标

1. 掌握美睫线及美瞳线的设计方法。
2. 具备在纸上进行美睫线及美瞳线绘图的技能。
3. 养成认真细致、精益求精的工匠精神。

美睫线及美瞳线
设计绘图训练

一、实训用品的准备

素描本、直尺、自动铅笔（0.5mm）、自动铅笔芯、橡皮。

二、实训方法及步骤

（一）美睫线

1. 认识美睫线

美睫线在睫毛根部的眼尾处拉出，可达到拉长双眼、调整眼形的效果，有淡妆感，既实用又不夸张，非常适合不会画眼线的人。操作区域虽小，效果却犹如画龙点睛，可以让睫毛看起来更加浓密修长，眼睛更加楚楚动人、妩媚可爱。

美睫线可以使睫毛显得浓密有神韵，从而瞬间放大双眼，达到睁眼有神、闭眼无痕的效果。美睫线一般都很细、很自然，可在视觉上拉长眼形（图8-1）。标准美睫线的长度为眼睫毛的第一根到最后一根的长度，位置靠近眼球黏膜，离眼球较近（图8-2）。

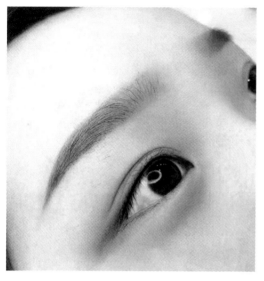

| 图 8-1 眼部的美睫线 | 图 8-2 美睫线的形态 |

2. 绘画步骤及方法

美睫线的绘画步骤及方法如下（图 8-3）。

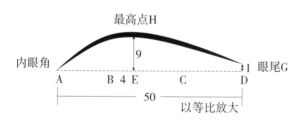

图 8-3 美睫线的绘画图示（单位：mm）

（1）先画一条 5cm 长的线段，将其三等分，分别取点 A、B、C、D，其中 A 点为内眼角。

（2）在 B 点右方 4mm 处确认 E 点，E 点上方 9mm 处确认 H 点。H 点就是美睫线的最高点。

（3）圆滑弧线连接 A 点、H 点、G 点，美睫线完成。

（二）美瞳线

1. 认识美瞳线

美瞳线文饰技术是半永久化妆技术中基于眼线文饰技术又优于眼线文饰技术的一种文绣美容术。它是使用机器在睫毛之间与结膜内侧添加点，将睫毛根部和靠近根部的褐线以上眼软骨填实，让瞳孔看起来变大，甚至不用戴美瞳就能使眼睛看起来水灵而有神（图 8-4）。美瞳线比美睫线稍粗，长度比睑裂长度长 2mm 左右，位置在睫毛靠上一点，美瞳线和眼球之间容易有留白（图 8-5）。

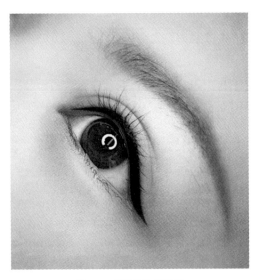

图 8-4　眼部的美瞳线

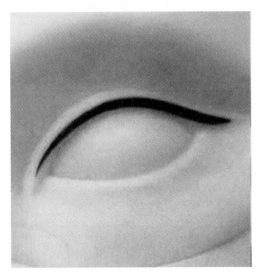

图 8-5　美瞳线的形态

2. 绘画步骤及方法（图 8-6）

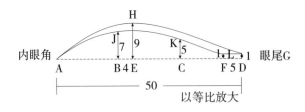

图 8-6　美瞳线的绘画图示（单位：mm）

（1）先画一条 5cm 长的线段，将其三等分，分别取点 A、B、C、D，其中 A 点为内眼角。

（2）在 B 点上方 7mm 处确认 J 点，在 C 点上方 5mm 处确认 K 点，在 D 点上方 1mm 处确认 G 点（眼尾），在 D 点左方 5mm 处确定 F 点，在 F 点上方 1mm 处确认 L 点。

（3）在 B 点右方 4mm 处确认 E 点，在 E 点上方 9mm 处确认 H 点。H 点是美瞳线的最高点。

（4）圆滑弧线连接 A 点、J 点、K 点、L 点、G 点，组成美瞳线的下边线。

（5）圆滑弧线连接 A 点、H 点、G 点，组成美瞳线的上边线。

（6）再按如下顺序逐渐填充，直至完全填满，美瞳线完成（图 8-7）。

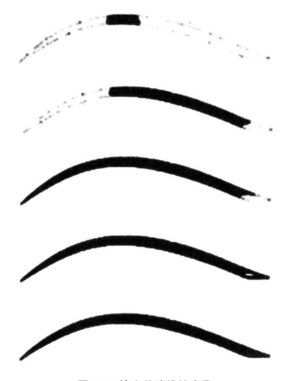

图 8-7　填充美瞳线的步骤

1）从最高点 H 点开始向眼尾画（圆弧形）。

2）从最高点 H 点往后 2/3 处为平行长方形（等宽）。

3）从最高点 H 点向内眼角呈半弧形，由粗到细到尖。

4）填充眼尾，定型后定色（弧度要柔和圆润）。

5）精修边缘，型面光滑，眼尾高于内眼角。

三、技法要点

（一）美睫线

（1）本技法设定美睫线两端稍细，中间较粗，在实际设计中，可根据受术者的具体情况稍做调整，但总体形态应大致不变。

（2）弧线要自然流畅，符合美学要求。

（3）在实际设计中，美睫线最高点的位置可根据受术者的具体情况进行微调，但总体应自然，不可太夸张。

（4）左右美睫线要对称。

（二）美瞳线

（1）本技法设定美瞳线向外眼角逐渐变粗，在实际设计中，要根据受术者的具体情况稍做调整，但总体形态应大致不变。

（2）弧线要自然流畅，符合美学要求。

（3）美瞳线最高点的位置可根据受术者的具体情况进行微调，但总体应自然、协调，不可太夸张。

（4）左右美瞳线要对称。

我的作品

我的作品

技能实训效果评价

实训项目名称		美睫线（美瞳线）设计绘图训练			
班级		姓名		学号	
序号	评分标准		评分权重	得分	
1	美睫线（美瞳线）线条流畅、两侧对称		20 分		
2	美睫线（美瞳线）整体长度、宽度符合中国女性的审美		10 分		
3	美睫线（美瞳线）定点准确		10 分		
4	美睫线（美瞳线）粗细变化过渡自然		10 分		
5	美睫线（美瞳线）上、下边线弧线自然流畅		10 分		
6	左右对称		10 分		
7	能增强眼部美感，灵动自然		10 分		
8	与底图中眼睛的大小形态相适应、整体和谐		20 分		
总分			100 分		
教师评语					
改进意见					

（李春雨）

实训 1.2　美睫线（美瞳线）文饰技术在练习模块上的操作训练

实训目标

1. 巩固美睫线（美瞳线）的设计方法。
2. 具备在练习模块上进行美睫线（美瞳线）文饰操作的技能。
3. 养成认真细致、精益求精的工匠精神。

美睫线（美瞳线）文饰技术在练习模块上的操作训练

一、实训用品的准备

电动文饰仪、半永久文饰全抛式一体针（单针）、美睫线（美瞳线）专用色乳、色料杯、文饰用品架、文饰立体硅胶头模及眉眼唇模块、脱脂棉、练习皮擦拭油（或橄榄油）、眼线笔。

二、操作技法及实训步骤

（一）物品的准备

检查电动文饰仪运转是否正常，将半永久文饰全抛式一体针（单针）安装稳妥，调节好出针长度，放置于文饰用品架上，将色乳滴入色料杯（图 8-8）。

（二）美睫线（美瞳线）文饰操作

（1）用眼线笔在练习模块上的睑缘处设计好美睫线（美瞳线）形态。
（2）打开电动文饰仪的电源开关，以针尖接触色乳，吸取少量色乳。
（3）左手控制练习模块，防止模块滑动。
（4）右手持电动文饰仪，使针尖轻触美睫线（美瞳线）设计线，从线条中部开始文饰，进针深度为 0.7～1.5mm，以"进一退一"的手法将针尖沿设计线推进，完成边框的文饰（图 8-9）。

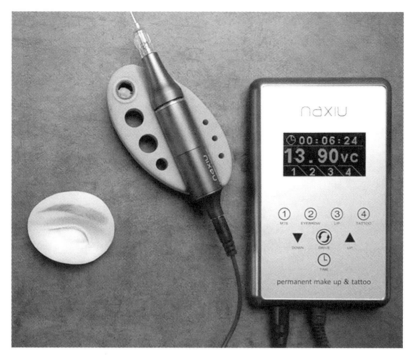

图 8-8　美睫线（美瞳线）文饰练习的物品准备

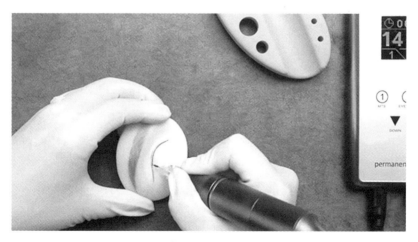

图 8-9　美睫线（美瞳线）边框的文饰

（5）右手持电动文饰仪，使针尖轻触美睫线（美瞳线）边框内部区域，进行文饰，进针深度为 0.7 ~ 1.5mm，以"进一退一"的手法将针尖向内眼角方向推进，做好前半段后，从中部以"进一退一"的手法将针尖向外眼角方向推进，完成后半段，将美睫线（美瞳线）的形态文饰完整（图 8-10）。

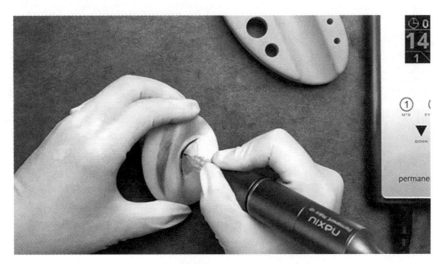

图 8-10　美睫线（美瞳线）形态的文饰

（6）用脱脂棉蘸取练习皮擦拭油（或橄榄油），擦去浮色。

（7）依以上方法重复操作 3～5 遍。

（8）以"进一退一"的手法将针尖沿着美睫线（美瞳线）内外侧边缘推进，进一步修饰边缘，使美睫线（美瞳线）边缘光滑流畅，可重复 3～5 遍。

（9）用脱脂棉蘸取练习皮擦拭油（或橄榄油），擦去浮色，完成。

三、技法要点

（1）电动文饰仪推进的速度要适中、均匀。速度过快，不易留色；速度太慢，易着色过深，若在受术者眼睑操作，还易使眼睑损伤过重而过度肿胀。

（2）美睫线（美瞳线）操作一遍不易留色，故需操作 3～5 遍，最终留色效果要匀而实。

（3）美睫线（美瞳线）边缘的文饰非常关键，操作时要保持手部的稳定，确保边缘线光滑流畅。

作品欣赏与临摹

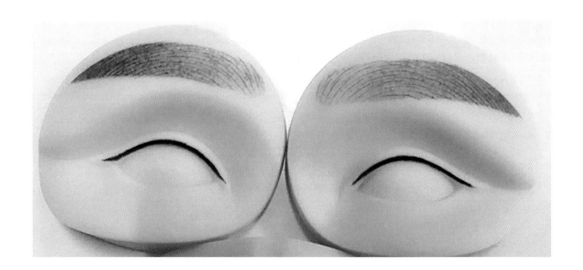

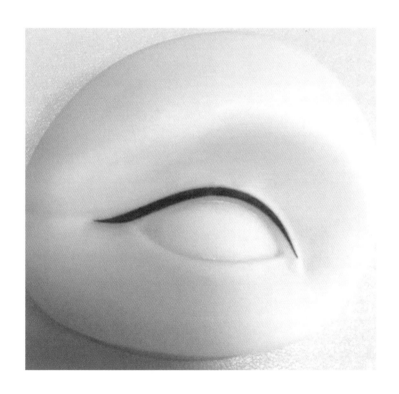

技能实训效果评价

实训项目名称		美睫线（美瞳线）文饰技术在练习模块上的操作训练		
班级		姓名		学号
序号	评分标准		评分权重	得分
1	美睫线（美瞳线）的位置准确		10分	
2	美睫线（美瞳线）及上、下边线光滑、流畅		20分	
3	左右美睫线（美瞳线）对称		10分	
4	留色效果均匀、实在		20分	
5	美睫线（美瞳线）整体形态生动、美观		20分	
6	与练习模块眼睛的大小形态相适应、整体和谐		20分	
总分			100分	
教师评语				
改进意见				

（李春雨）

第 9 章 唇部文饰技术项目分解训练

第 9 章
复习思考题

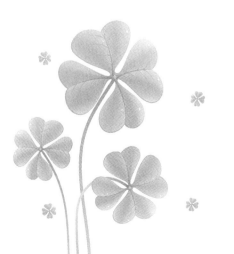

实训1　唇形文饰技法

实训 1.1　唇形设计绘图训练

唇形设计绘图
训练

实训目标

1. 掌握唇形的设计方法。

2. 具备在纸上进行标准唇形及花瓣唇形绘图的技能。

3. 养成认真细致、精益求精的工匠精神。

一、实训用品的准备

素描本、直尺、自动铅笔（0.5mm）、橡皮、红色系彩色铅笔。

二、实训方法及步骤

（一）标准唇形绘画技法

（1）确定口裂基准线：用铅笔画一条 4.5cm 的虚线为口裂基准线（A-A'），在左右 1/3 处确定 B 及 B' 点（图 9-1）。

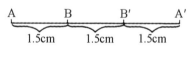

图 9-1　口裂基准线

（2）确定唇峰点、下唇缘点与唇谷点；在 B 点与 B' 点的垂直上方 0.8cm 处确定 C 点与 C' 点，C 点与 C' 点即为左右唇峰点，在 B 点与 B' 点的垂直下方 1cm 处确定 D 点与 D' 点，D 点与 D' 点即为左右下唇缘点，在口裂基准线中点的垂直上方 0.5cm 处确定 E 点，E 点即为唇谷点（图 9-2）。

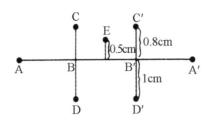

图 9-2 唇峰点、下唇缘点与唇谷点

（3）确定唇形轮廓：将 A-C-E-C′-A′-D′-D 间用直线连接，即为唇形轮廓（图 9-3）。

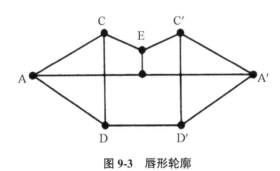

图 9-3 唇形轮廓

（4）描画唇线：选择你喜欢的红色系彩色铅笔，将唇形轮廓用弧线勾勒成唇形（图 9-4）。

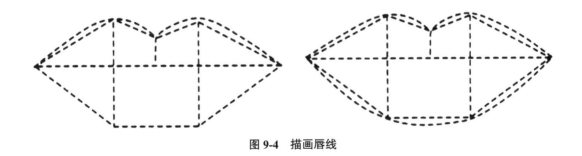

图 9-4 描画唇线

（5）用红色系彩色铅笔在口裂基准线上弧形勾勒出唇珠及唇珠旁沟形态（图 9-5）。

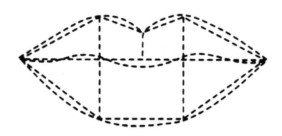

图 9-5　唇珠及唇珠旁沟形态

（6）用橡皮擦去唇形轮廓线，用红色系彩色铅笔填充唇色。

（二）花瓣唇绘画技法

（1）确定口裂基准线：用铅笔画一条 4.5cm 的虚线为口裂基准线（A-A'）。

（2）确定唇峰点与下唇缘点：在口裂基准线上确定左右 1/4 处的 B 点与 B' 点，在 B 点与 B' 点的垂直上方 8mm 处确定 C 点与 C' 点，C 点与 C' 点即为左右唇峰点，在 B 点与 B' 点的垂直下方 10mm 处确定 D 点与 D' 点，D 点与 D' 点即为左右下唇缘点。

（3）确定上唇缘中点：在口裂基准线中点的垂直上方 5mm 处确定 E 点，E 点即为上唇缘中点。

（4）确定唇形轮廓：将 A-C-E-C'-A'-D'-D 间用直线连接，即为唇形轮廓。

（5）描画唇线：选择你喜欢的红色系彩色铅笔，将唇形轮廓用弧线勾勒成唇形；用深一度的红色系彩色铅笔在口裂基准线上弧形勾勒出唇珠及唇谷形态（图 9-6）。

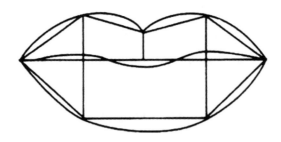

图 9-6　花瓣唇的唇形效果

（6）用橡皮擦去唇形轮廓线，用红色系彩色铅笔填充唇色。

三、技法要点

（1）唇峰、唇珠、唇谷、下唇缘形态要以圆润的弧线勾勒，凸显女性唇部的柔和感。

（2）唇形要左右对称。

（3）调整唇峰点和下唇缘点的位置，以设计出不同风格的唇形。

我的作品

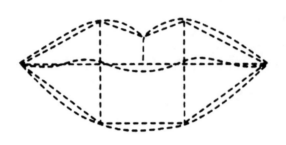

我的作品

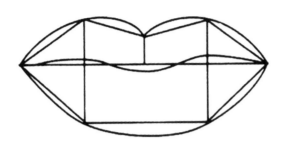

我的作品

请在训练底图上描绘出不同的唇形。

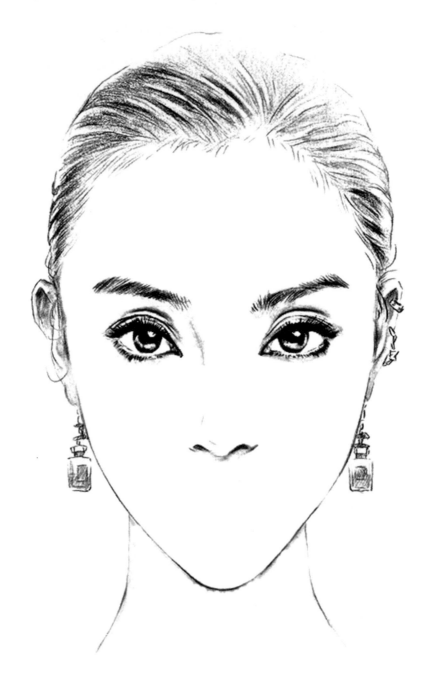

技能实训效果评价

实训项目名称				唇形设计绘图训练		
班级		姓名			学号	
序号	评分标准			评分权重	得分	
1	唇峰点、下唇缘点与唇谷点定点准确			20 分		
2	唇线形态圆润柔和			20 分		
3	唇珠及唇珠旁沟形态美观、生动			20 分		
4	唇形左右对称			20 分		
5	唇形与训练底图的五官相和谐			20 分		
总分				100 分		
教师评语						
改进意见						

（周　羽）

实训 1.2　唇部文饰技术在练习模块上的操作训练

实训目标

1. 巩固唇线的设计方法。
2. 具备在练习模块上进行唇部文饰操作的技能。
3. 养成认真细致、精益求精的工匠精神。

唇部文饰技术
在练习模块上
的操作训练

一、实训用品的准备

电动文饰仪、半永久文饰全抛式一体针（单针及圆3针）、唇部专用色乳、色料杯、文饰用品架、文饰立体硅胶头模及眉眼唇模块、脱脂棉、练习皮擦拭油（或橄榄油）、唇线笔。

二、操作技法及实训步骤

（一）物品的准备

检查电动文饰仪运转是否正常，将半永久文饰全抛式一体针（单针）安装稳妥，调节好出针长度，放置于文饰用品架上，将唇部专用色乳滴入色料杯（图 9-7）。

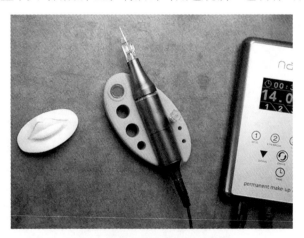

图 9-7　唇部文饰练习的物品准备

（二）唇线文饰操作

（1）用唇线笔在练习模块上设计好唇线形态。

（2）打开电动文饰仪电源开关，以针尖接触唇部专用色乳，吸取少量唇部专用色乳。

（3）左手控制练习模块，防止模块滑动。

（4）右手持电动文饰仪，使针尖轻触唇形设计线，进针深度为 0.7 ~ 1.5mm，以"进一退一"的手法将针尖沿设计线推进，也可用点刺法点刺唇线，达到唇部与面部皮肤自然衔接过渡的效果（图 9-8）。

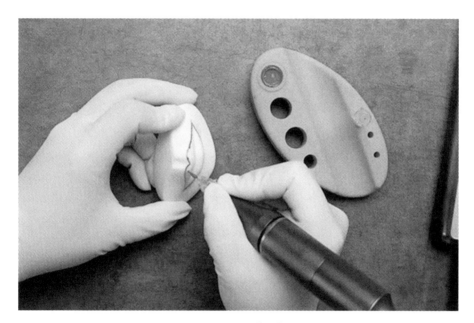

图 9-8　唇线的文饰

（5）用脱脂棉蘸取练习皮擦拭油（或橄榄油），擦去浮色，完成唇线的文饰。

（三）唇面文饰操作

（1）将半永久文饰全抛式一体针（单针）取下，放置于文饰用品架上，更换安装半永久文饰全抛式一体针（圆 3 针），安装稳妥，调整出针长度，放置于文饰用品架上。

（2）打开电动文饰仪电源开关，右手持电动文饰仪，用针尖吸取适量唇部专用色乳，针尖轻触唇形内部区域，进行文饰，进针深度为 0.7 ~ 1.5mm，以打圈或"Z"形的手法将唇面文饰完整（图 9-9）；

（3）用脱脂棉蘸取练习皮擦拭油（或橄榄油），擦去浮色。

（4）依以上方法重复操作 3～5 遍。

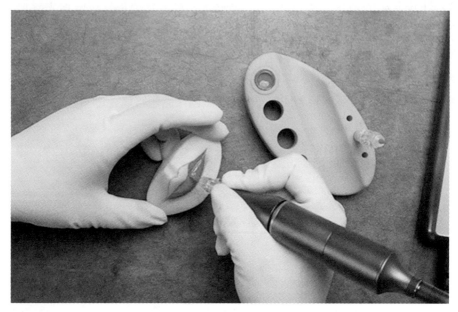

图 9-9　唇面的文饰

（四）调整修型

（1）仔细观察唇面留色情况，对留色不均匀处进行修补，确保唇面留色均匀一致。

（2）将电动文饰仪更换为单针，针尖沿唇形以"进一退一"的手法进一步修饰，使唇线光滑流畅。

（3）用脱脂棉蘸取练习皮擦拭油（或橄榄油），擦去浮色。

三、技法要点

（1）电动文饰仪推进的速度要适中，均匀。

（2）唇面的文饰可操作 3～5 遍，留色效果要均匀、饱满。

（3）唇线要光滑流畅。

作品欣赏与临摹

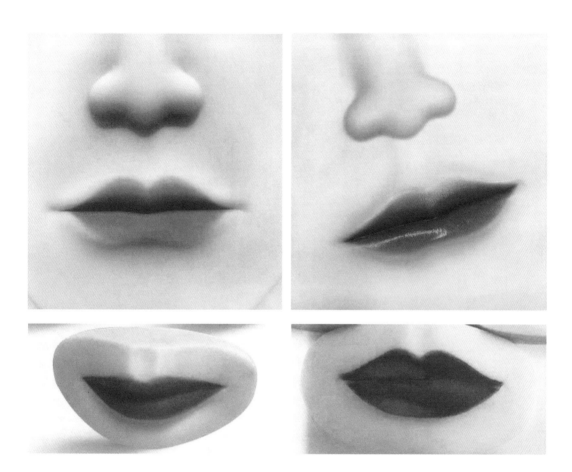

技能实训效果评价

实训项目名称		唇部文饰技术在练习模块上的操作训练			
班级		姓名		学号	
序号	评分标准		评分权重	得分	
1	唇形设计美观		25分		
2	唇峰、唇谷位置正确		25分		
3	唇线光滑流畅		25分		
4	唇面留色饱满、均匀		25分		
总分			100分		
教师评语					
改进意见					

（周　羽）

第10章 医学美容文饰技术综合训练

第10章
复习思考题

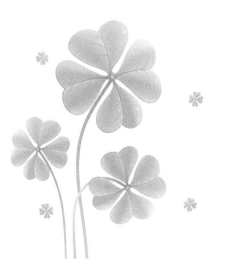

综合实训1　雾妆眉文饰操作技术

实训目标

雾妆眉文饰操作
技术

1. 掌握雾妆眉文饰操作流程及技术。
2. 具备为受术者提供雾妆眉文饰服务的技能。
3. 养成热情周到、严谨认真的服务精神。

一、实训用品的准备

眉笔、修眉刀、修眉剪、无菌手术设计定位笔、文饰专用保鲜膜、一次性无菌帽、无菌棉签、无菌纱布、无菌手套、一次性隔离衣、生理盐水、75% 的酒精、1‰的新洁尔灭消毒液、利多卡因乳膏、雾妆眉文饰专用色乳、色料戒指杯、文饰用品架、手工文饰笔、电动文饰仪、文饰点刺针、电动文饰仪全抛式一体针（单针或圆 3 针）、局部麻醉药、眉部固色剂、眉部文饰术后修复膏。

二、眉部文饰技术操作的适应证与禁忌证

（一）适应证

（1）不理想的眉形，如八字眉、眉形残缺、眉形过宽或过于平直。

（2）由于疾病或其他原因引起的眉毛脱落。

（3）眉毛稀疏、色浅。

（4）外伤或手术引起的眉毛缺损、眉中瘢痕。

（5）因职业需要而无时间画眉者。

（6）两侧眉形不对称、眉形不理想或对原眉形不满意者。

（二）禁忌证

（1）面部或眉区有感染者。

（2）眉区有病变者，如血管瘤、皮脂腺囊肿、脂溢性皮炎等。

（3）瘢痕体质者。

（4）精神神经障碍者，对文眉术后效果要求脱离实际或期望过高者。

（5）对色料过敏者。

（6）血液病患者，如血友病患者、血小板减少症患者。

（7）为避免交叉感染，不应对患有乙型肝炎等传染病者进行操作。

（8）先天性或后天性上睑下垂者，患侧眉毛位置往往高于健侧，在眉形设计时极易造成误差，常常导致其对文饰术后效果不满意，故为眉部文饰术禁忌。

三、实训方法及步骤

（一）术前设计

（1）沟通：美容文饰技师与受术者亲切沟通，了解受术者的身体状况及病史，判断受术者是否符合眉部文饰技术操作适应证，是否有眉部文饰技术操作禁忌证，以确定该受术者是否适合进行眉部文饰技术操作。在适合进行操作的前提下，进一步了解受术者的性格和气质、审美喜好以及期望效果。告知受术者操作的基本流程、注意事项及可能出现的问题。

（2）选择色料：为受术者介绍色料的种类、色号及其术后效果，根据受术者的肤色、发色、年龄、经济承受能力等因素推荐适合的色料，在充分沟通的基础上，确定色料。

（3）签署同意书：在受术者同意操作后，让受术者签署医学美容文饰技术告知同意书（格式见附录）。

（二）建立受术者档案

将客户的基本信息、既往情况、色料选定情况等进行记录，建立受术者档案（受术者档案的具体格式参考附录）。

（三）文饰操作

（1）清洁及消毒：帮受术者戴一次性无菌帽，用 75% 的酒精或 1‰ 的新洁尔灭消毒液对受术者的眉毛及周围皮肤进行清洁及消毒。如有化妆要先行卸妆。

（2）设计眉形：受术者端坐于化妆镜前，美容文饰技师站立于受术者的左前方或右前方，根据受术者的肤色、发色、年龄等选择适合的眉笔，根据受术者的脸型、气质、年龄等为受术者勾勒眉形，嘱受术者仔细观察，依据自己的审美喜好提出意见及建议，美容文饰技师根据受术者的意见及建议进行适当调整，直到受术者满意为止（图 10-1）。

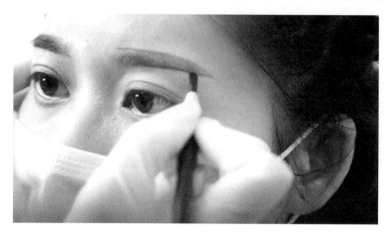

图 10-1　设计眉形

（3）修眉：用修眉刀刮去设计眉形之外的眉毛，用修眉剪剪短过长的眉毛（图 10-2）。

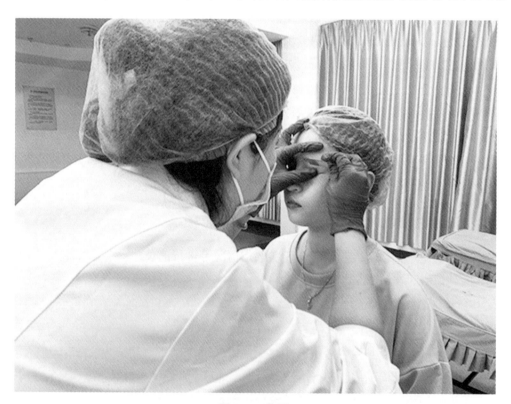

图 10-2　修眉

（4）确定眉形：在受术者对设计满意后，用修眉刀修饰眉形边缘，使眉形清晰明确，或用无菌手术设计定位笔点画眉形（图 10-3）。

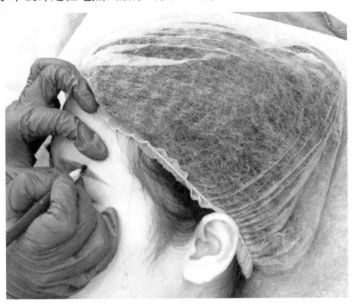

图 10-3　确定眉形

（5）敷局部麻醉药：确定眉形之后，嘱受术者平躺于美容床上，保持舒适体位。将利多卡因乳膏轻敷于要操作区域，敷药厚度为 3mm 左右，敷药过薄，无法充分麻醉皮肤，敷药过厚，易刺激皮肤。必要时，可以用文饰专用保鲜膜覆盖以加强麻醉效果。敷药的时间为 15 ~ 20 分钟（图 10-4）。

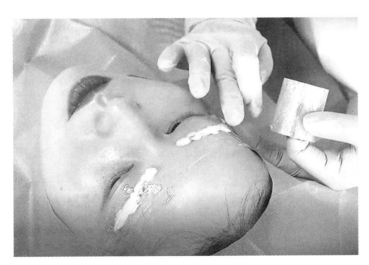

图 10-4　敷局部麻醉药

（6）术前准备：在为受术者敷局部麻醉药期间，进行术前准备工作。

1）用具准备：将一次性无菌治疗巾垫于操作台上，检查操作用品是否准备齐全，将手工文饰笔、电动文饰仪、色料戒指杯等需要消毒的用具用 75% 的酒精消毒，然后放于操作台上（图 10-5）。

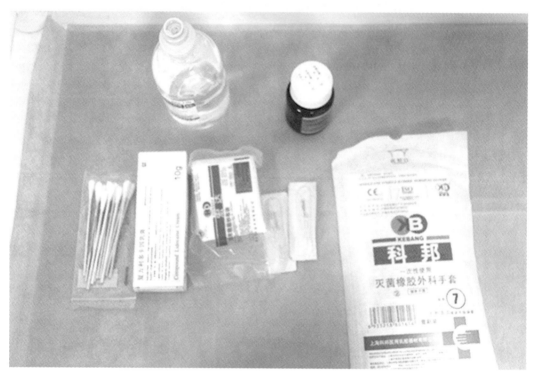

图 10-5　用具准备

2）色料准备：按术前设计方案，调配好雾妆眉专用色料，放置于色料戒指杯中备用。

3）术者准备：美容文饰技师穿一次性隔离衣，戴无菌手套，将无菌文饰点刺针安装于手工文饰笔上，或将电动文饰仪全抛式一体针安装于电动文饰仪上。

4）除去局部麻醉药：敷局部麻醉药 20 分钟后，用无菌棉签轻轻擦去局部麻醉药，在此过程中，若原先设计好的眉形被擦除，可用无菌手术设计定位笔修补，以保证眉形清晰（图 10-6）。

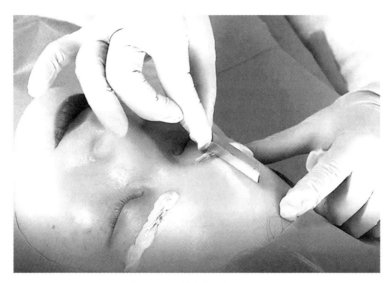

图 10-6　除去局部麻醉药

（7）文饰操作：美容文饰技师坐在美容凳上，调节与受术者的相对位置及角度，以便于操作，将色料戒指杯戴于左手示指或中指。

若是手工文饰笔点雾操作，则按照眉部手工点雾技术在练习皮上的操作技法进行点刺，术中注意观察皮损情况，以皮肤无出血、微量渗液为适宜（图 10-7）。

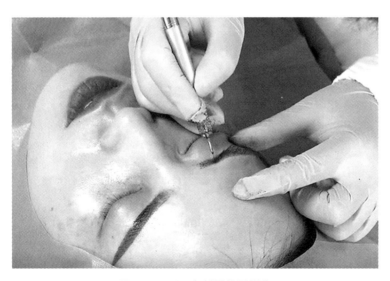

图 10-7　手工点刺雾妆眉操作

若是电动文饰仪点雾或扫雾操作，则采用电动文饰仪配合圆 3 针或圆单针进行垂直点刺或拉丝扫雾的手法，注意文饰点刺针与皮肤保持垂直，术中注意观察皮损情况，以皮肤无出血、微量渗液为适宜（图10-8）。

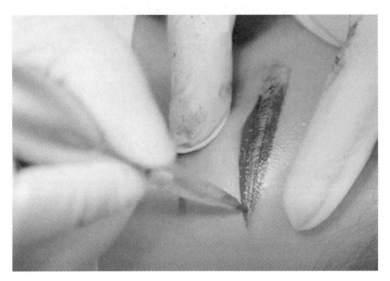

图 10-8 电动文饰仪拉丝雾妆眉的操作

操作2~3遍之后，用无菌纱布及生理盐水擦去浮色，观察留色情况，留色不佳的区域可以补充操作。

（8）敷色：确定达到预期留色效果后，左手示指、中指绷开眉部皮肤，用无菌棉签蘸取色乳，敷于操作部位，敷色时间约2分钟，也可配合使用眉部固色剂，以促进留色（图10-9）。

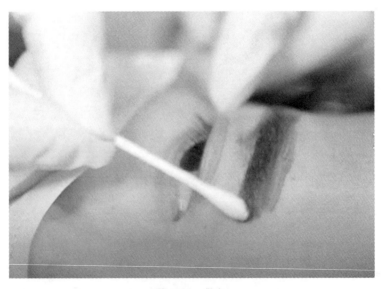

图 10-9 敷色

（9）擦去浮色：用无菌纱布及生理盐水擦去浮色。

（10）术后清洁护理：用生理盐水消毒棉片将面部残留色乳擦拭干净，将眉部文饰术后修复膏薄敷一层于操作部位以助愈合。

四、技法要点

（1）务必使用雾妆眉文饰专用色乳。

（2）进针深度为 1mm 左右，术中注意观察皮损情况，以皮肤无出血、微量渗液为适宜。

（3）出现不易留色现象，可反复多次操作，但不宜操作过多，以防皮损加重，且后期留色不佳。

（4）要以眉毛的层次感和立体感为美学依据，以色乳布点不同的密度来体现美学特点。

五、术后护理的注意事项

术后护理是关系到医学美容文饰术最终效果的重要环节。手术后，一定要将术后护理要点告知受术者，指导受术者做好术后护理工作。

（1）术后 3 日内保持创面清洁干净，不得沾水，不宜接触灰尘、蒸汽等。

（2）术后 1 周左右，结痂和浮色会使眉毛显得很浓，受术者不必担心，结痂掉完后眉毛将会变得很自然，同时需要注意的是，不可以用手剥落结痂，以免影响上色。

（3）眉部文饰术后修复膏 1 天要涂 2 次，早晚薄涂一层即可，涂得过厚会影响愈合。

（4）结痂掉完之后，眉毛会有部分掉色或变淡，可在 1 个月后，进行补色。

（5）术后 1 周饮食上忌食辛辣海鲜，禁止烟酒。

（6）术后若出现眉部皮肤红肿、重度瘙痒、水疱、化脓等情况，立即联系美容文饰技师进行处理。

作品赏析

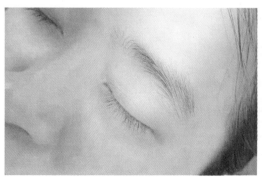
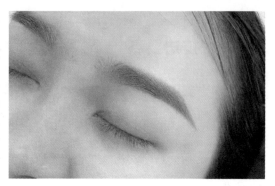

文饰前 　　　　　　　　　　　　文饰后

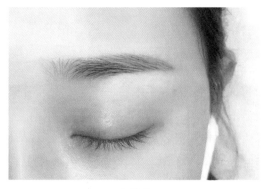
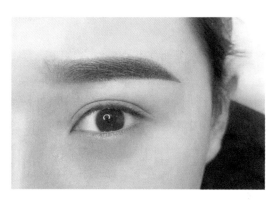

文饰前 　　　　　　　　　　　　文饰后

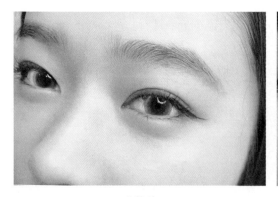
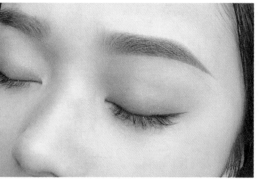

文饰前 　　　　　　　　　　　　文饰后

技能实训效果评价

实训项目名称			雾妆眉文饰操作技术		
班级		姓名		学号	
序号	评分标准			评分权重	得分
1	服务周到，服务热情			5分	
2	与受术者沟通良好，对受术者的疑问解释得当			5分	
3	受术者档案填写完整，受术者签署了知情同意书			5分	
4	操作用品准备齐全			5分	
5	物品消毒正确			5分	
6	操作流程规范			10分	
7	眉形设计美观，受术者满意			10分	
8	局部麻醉药的敷涂与去除方法规范正确，无不良反应			10分	
9	术前准备规范、到位			10分	
10	文饰操作规范，手法正确，无不良情况出现			10分	
11	术后清洁护理操作规范正确			5分	
12	无菌操作规范正确			5分	
13	将术后护理的注意事项告知受术者			5分	
14	文饰效果自然、美观，受术者满意			10分	
总分				100分	
教师评语					
改进意见					

（王　娜）

综合实训 2　线条眉文饰操作技术

实训目标

线条眉文饰操作
技术

1. 掌握线条眉文饰操作流程及技术。
2. 具备为受术者提供线条眉文饰服务的技能。
3. 养成热情周到、严谨认真的服务精神。

一、实训用品的准备

眉笔、修眉刀、修眉剪、无菌手术设计定位笔、文饰专用保鲜膜、一次性无菌帽、无菌棉签、无菌纱布、无菌手套、一次性隔离衣、生理盐水、75% 的酒精、1‰的新洁尔灭消毒液、利多卡因乳膏、线条眉文饰专用色膏或色乳、色料戒指杯、文饰用品架、手工文饰笔、电动文饰仪、文饰排针针片、电动文饰仪全抛式一体针（半壁、U 型）、局部麻醉药、眉部固线剂、眉部文饰术后修复膏。

二、眉部文饰技术操作的适应证与禁忌证

（一）适应证

（1）不理想的眉形。如八字眉、眉形残缺、眉形过宽或过于平直。
（2）由于疾病或其他原因引起的眉毛脱落。
（3）眉毛稀疏、色浅。
（4）外伤或手术引起的眉毛缺损、眉中瘢痕。
（5）因职业需要而无时间画眉者。
（6）两侧眉形不对称、眉形不理想或对原眉形不满意者。

（二）禁忌证

（1）面部或眉区有感染者。
（2）眉区有病变者，如血管瘤、皮脂腺囊肿、脂溢性皮炎等。

（3）瘢痕体质者。

（4）精神神经障碍者，对文眉术后效果要求脱离实际或期望过高者。

（5）对色料过敏者。

（6）血液病患者，如血友病患者、血小板减少症患者。

（7）为避免交叉感染，不应对患有乙型肝炎等传染病者进行操作。

（8）先天性或后天性上睑下垂者，患侧眉毛位置往往高于健侧，在眉形设计时极易造成误差，常常导致其对文饰术后效果不满意，故为眉部文饰术禁忌。

三、实训方法及步骤

（一）术前设计

（1）沟通：美容文饰技师与受术者亲切沟通，了解受术者身体状况及病史，判断受术者是否符合眉部文饰技术操作适应证，是否有眉部文饰技术操作禁忌证，以确定该受术者是否适合进行眉部文饰技术操作。在适合进行操作的前提下，进一步了解受术者的性格和气质、审美喜好以及期望效果。告知受术者操作的基本流程、注意事项及可能出现的问题。

（2）选择色料：为受术者介绍色料的种类、色号及其术后效果，根据受术者的肤色、发色、年龄、经济承受能力等因素推荐适合的色料，在充分沟通的基础上，确定色料。

（3）签署同意书：在受术者同意操作后，让受术者签署医学美容文饰技术告知同意书（格式见附录）。

（二）建立受术者档案

将客户的基本信息、既往情况、色料选定情况等进行记录，建立受术者档案（受术者档案的具体格式参考附录）。

（三）文饰操作

（1）清洁及消毒：帮受术者戴一次性无菌帽，用 75% 的酒精或 1‰ 的新洁尔灭消毒液对受术者的眉毛及周围皮肤进行清洁及消毒。如有化妆要先行卸妆。

（2）设计眉形：受术者端坐于化妆镜前，美容文饰技师站立于受术者的左前方或右前方，根据受术者的肤色、发色、年龄等选择适合的眉笔，根据受术者的脸型、气质、年龄等为受术者勾勒眉形，嘱受术者仔细观察，依据自己的审美喜好提出意见及建议，美容文饰技师根据受术者的意见及建议进行适当调整，直到受术者满意为止。

（3）修眉：用修眉刀刮去设计眉形之外的眉毛，用修眉剪剪短过长的眉毛。

（4）确定眉形：在受术者对设计满意后，用修眉刀修饰眉形边缘，使眉形清晰明确，或用无菌手术设计定位笔点画眉形。

（5）敷局部麻醉药：确定眉形之后，嘱受术者平躺于美容床上，保持舒适体位。将利多卡因乳膏轻敷于要操作区域，敷药厚度为 3mm 左右，敷药过薄，无法充分麻醉皮肤，敷药过厚，易刺激皮肤。必要时，可以用保鲜膜覆盖以加强麻醉效果。敷药的时间为 15 ~ 20 分钟。

（6）术前准备：在为受术者敷局部麻醉药期间，进行术前准备工作。

1）用具准备：将一次性无菌治疗巾垫于操作台上，检查操作用品是否准备齐全，将手工文饰笔、电动文饰仪、色料戒指杯等需要消毒的用具用 75% 的酒精消毒，然后放于操作台上。

2）色料准备：按术前设计方案，调配好线条眉专用色料，放置于色料戒指杯中备用。

3）术者准备：美容文饰技师穿一次性隔离衣，戴无菌手套，将无菌文饰针片安装于手工文饰笔上，或将电动文饰仪全抛式一体针安装于电动文饰仪上。

（7）除去局部麻醉药：敷局部麻醉药 20 分钟后，用无菌棉签轻轻擦去局部麻醉药，在此过程中，若原先设计好的眉形被擦除，可用无菌手术设计定位笔修补，以保证眉形清晰。

（8）文饰操作：美容文饰技师坐在美容凳上，调节与受术者的相对位置及角度，以便于操作，将色料戒指杯戴于左手示指或中指。

若是手工文饰笔操作，则按照手工文饰笔眉部线条文饰操作技法进行点刺，术中注意观察皮损情况，以皮肤无出血、微量渗液为适宜（图 10-10）。

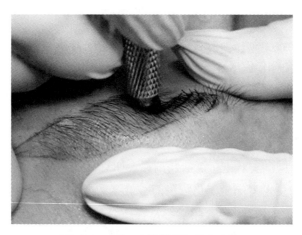

图 10-10　手工文饰笔眉部线条文饰

若是电动文饰仪操作，则按照眉部线条电动文饰仪文饰操作技法进行点刺，术中注意观察皮损情况，以皮肤无出血、微量渗液为适宜（图 10-11）。

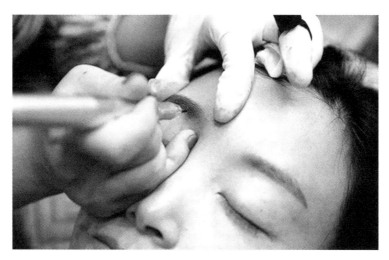

图 10-11　电动文饰仪眉部线条文饰

　　操作完成之后，用无菌纱布及生理盐水擦去浮色，观察留色情况，留色不佳的区域可以补充操作。

　　（9）敷色：确定达到预期留色效果后，左手示指、中指绷开眉部皮肤，用无菌棉签蘸取色料，敷于操作部位，敷色时间约 2 分钟，也可配合使用眉部固线剂，以促进留色，防止晕色（图 10-12）。

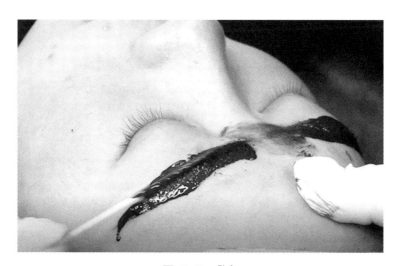

图 10-12　敷色

（10）擦去浮色：用无菌纱布及生理盐水擦去浮色。

（11）术后清洁护理：用生理盐水消毒棉片将面部残留色乳擦拭干净，将眉部文饰术后修复膏薄敷一层于操作部位以助愈合。

四、技法要点

（1）务必使用线条眉专用色料。

（2）进针深度 1mm 左右，术中注意观察皮损情况，以皮肤无出血、微量渗液为适宜。

（3）操作过程中，擦拭浮色用的生理盐水不可太多，以防过度稀释色料而不易留色。

（4）眉头线条宜浅淡、稀疏，甚至不用文饰线条，以保持原生眉的自然美感为佳。

（5）在受术者眉部眉毛生长较多的地方可以减少文饰线条的数量，甚至不文饰，以确保整体效果自然。

五、术后护理的注意事项

术后护理是关系到医学美容文饰术最终效果的重要环节。手术后，一定要将术后护理要点告知受术者，指导受术者做好术后护理工作。

（1）术后 3 日内保持创面清洁干净，不得沾水，不宜接触灰尘、蒸汽等。

（2）术后 1 周左右，结痂和浮色会使眉毛显得很浓，受术者不必担心，结痂掉完后，眉毛将会变得很自然，同时需要注意的是，不可以用手剥落结痂，以免影响上色。

（3）术后修复膏 1 天要涂 2 次，早晚薄涂一层即可，涂得过厚会影响愈合。

（4）结痂掉完之后，眉毛会有部分掉色或变淡，可在 1 个月后，进行补色。

（5）术后 1 周内忌食辛辣海鲜，禁止烟酒。

（6）术后若出现眉部皮肤红肿、重度瘙痒、水疱、化脓等情况，立即联系美容文饰技师进行处理。

作品赏析

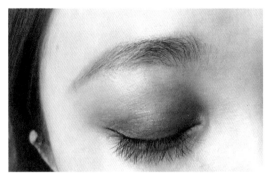
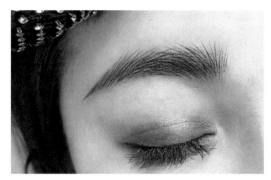

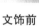文饰前　　　　　　　　　　　文饰后

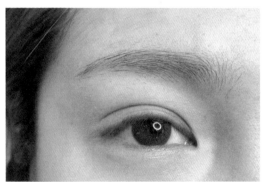
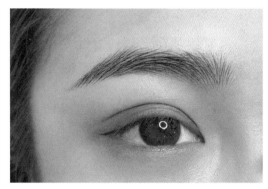

文饰前　　　　　　　　　　　文饰后

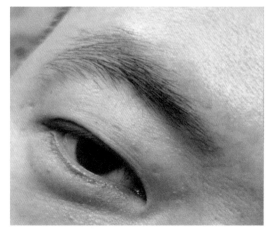
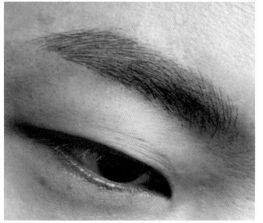

文饰前　　　　　　　　　　　文饰后

技能实训效果评价

实训项目名称		线条眉文饰操作技术		
班级		姓名		学号
序号	评分标准		评分权重	得分
1	服务周到，服务热情		5分	
2	与受术者沟通良好，对受术者的疑问解释得当		5分	
3	受术者档案填写完整，受术者签署了知情同意书		5分	
4	操作用品准备齐全		5分	
5	物品消毒正确		5分	
6	操作流程规范		10分	
7	眉形设计美观，受术者满意		10分	
8	局部麻醉药的敷涂与去除方法规范正确，无不良反应		10分	
9	术前准备规范、到位		10分	
10	文饰操作规范，手法正确，无不良情况出现		10分	
11	术后清洁护理操作规范正确		5分	
12	无菌操作规范正确		5分	
13	将术后护理的注意事项告知受术者		5分	
14	文饰效果自然、美观，受术者满意		10分	
总分			100分	
教师评语				
改进意见				

（王　娜）

综合实训 3　美瞳线文饰操作技术

实训目标

1. 掌握美瞳线文饰操作流程及技术。
2. 具备为受术者提供美瞳线文饰服务的技能。
3. 养成热情周到、严谨认真的服务精神。

美瞳线文饰操作技术

一、实训用品的准备

文饰专用保鲜膜、一次性无菌帽、无菌棉签、无菌纱布、无菌手套、一次性隔离衣、生理盐水、75% 的酒精、碘伏、利多卡因乳膏、美瞳线文饰专用色乳、色料戒指杯、文饰用品架、电动文饰仪、电动文饰仪全抛式一体针（单针或圆 3 针）、局部麻醉药、美瞳线文饰术后修复膏、美目贴胶带、化妆棉片。

二、美瞳线文饰操作技术的适应证与禁忌证

（一）适应证

（1）睫毛稀疏、色淡者。

（2）眼睛无神者。

（3）眼部形态不理想，如眼睛偏小、睑裂过窄者。

（4）需要化妆，但易出汗、流泪者。

（二）禁忌证

（1）精神异常人群。

（2）过于追求完美的人群。

（3）瘢痕体质者。

（4）患有糖尿病、高血压、心脏病等疾病的人群。

（5）处于月经期、哺乳期、妊娠期的人群。

（6）血液病患者，如血友病患者、血小板减少症患者。

（7）为避免交叉感染，不应对患有乙型肝炎等传染病者进行美瞳线文饰的操作。

（8）上睑下垂者，由于下垂的眼皮常遮挡睑缘，致使上睑睫毛根部不能外露，文饰后效果不明显，不宜操作。

三、实训方法及步骤

（一）术前设计

（1）沟通：术前的沟通是非常重要的环节，应对受术者的情况进行有效的登记，了解受术者的身体健康状况，判断受术者是否符合美瞳线操作的适应证，是否有禁忌证。进一步了解受术者的审美喜好及期望效果。告知受术者操作的基本流程、注意事项及可能出现的问题。

（2）选择色料：为受术者介绍色料的种类、色号及其术后效果，根据受术者的肤色、经济承受能力等因素推荐适合的色料，在充分沟通的基础上，确定色料。

（3）签署同意书：在受术者同意操作后，让受术者签署医学美容文饰技术告知同意书（格式见附录）。

（二）建立受术者档案

将客户的基本信息、既往情况、色料选定情况等进行记录，建立受术者档案（受术者档案的具体格式参考附录）。

（三）文饰操作

（1）清洁及消毒：帮受术者戴一次性无菌帽，用生理盐水、碘伏、无菌棉签对受术者的睫毛根部进行清洁及消毒。如有化妆要先行卸妆。

（2）敷局部麻醉药：嘱受术者平躺于美容床上，保持舒适体位。受术者轻闭眼睛，上眼睑皮肤松弛者用美目贴胶带将受术者上眼睑拉起并固定，使上眼睑睫毛根部充分暴露。将利多卡因乳膏轻敷于上眼睑睫毛根部，敷药厚度为2mm左右，敷药过薄，无法充分麻醉，敷药过厚，易引起刺激反应。局部麻醉药对眼角膜有较强的刺激和腐蚀作用，可将化妆棉片垫于上眼睑睫毛根部下方，以防局部麻醉药入眼。敷药的时间为10~15分钟，其间，询问受术者眼部是否有不适感，若受术者眼部有刺痛、灼热反应，即为局部麻醉药入眼，用生理盐水冲洗眼睛即可（图10-13）。

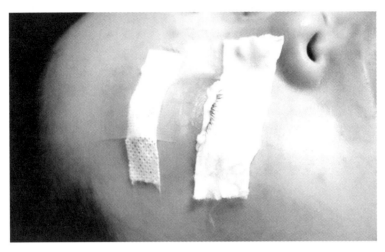

图 10-13　敷局部麻醉药

（3）术前准备：在为受术者敷局部麻醉药期间，进行术前准备工作。

1）用具准备：检查操作用品是否准备齐全。

2）色料准备：按术前设计方案，将准备好的色料放置于色料戒指杯中备用。

3）术者准备：美容文饰技师穿一次性隔离衣，戴无菌手套，将全抛式一体针安装于电动文饰仪上。

（4）除去局部麻醉药：敷局部麻醉药 10 分钟后，用无菌棉签轻轻擦去局部麻醉药，如果局部麻醉药不慎入眼，擦拭干净后，可用生理盐水冲洗眼睑内侧，确保局部麻醉药去除干净（图 10-14）。

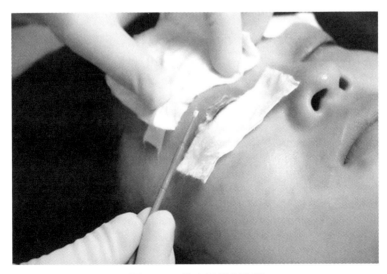

图 10-14　除去局部麻醉药

（5）文饰操作：美容文饰技师坐在美容凳上，调节与受术者的相对位置及角度，以便于操作，将色料戒指杯戴于左手示指或中指。

打开电动文饰仪电源开关，调节至合适转速，左手示指和中指固定受术者上眼睑，并轻轻左右绷开，以防止眼睑抖动。右手持电动文饰仪，开机后吸取色乳，针尖垂直睫毛根部入针，深度在 1mm 左右，按照美瞳线文饰技术操作技法进行文饰，术中注意观察皮损情况，以皮肤无出血、微量渗液为适宜（图 10-15）。

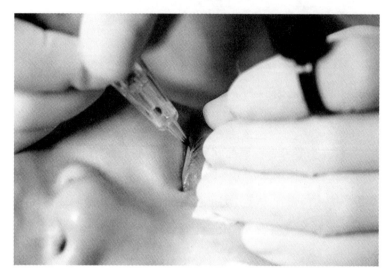

图 10-15　美瞳线文饰

操作 2～3 遍之后，用无菌纱布及生理盐水擦去浮色，观察留色情况，留色不佳的区域可以补充操作。

（6）清洁眼睑及眼球：操作过程中不可避免会有色乳进入眼睑内侧，美瞳线文饰专用色乳对眼睑及眼球是无刺激的，操作完成后，用生理盐水滴眼数次，冲洗眼内残留色乳即可。

（7）完成另外一侧美瞳线的文饰：完成一侧眼睑美瞳线的文饰后，同法完成另一侧美瞳线的文饰操作。

（8）术后清洁护理：用生理盐水无菌纱布轻轻擦去残余色料，将美瞳线文饰术后修复膏薄敷一层于操作部位以助愈合。

四、技法要点

（1）务必使用美瞳线文饰专用色乳。

（2）睫毛根部的眼睑皮肤表皮层非常薄，操作过程中手法要轻、稳、慢，以防皮损加重，出现不良反应。

（3）进针深度为 1mm 左右，术中注意观察皮损情况，以皮肤无出血、微量渗液为适宜。

（4）出现不易留色现象，可反复多次操作，但不宜操作过多，以防皮损加重，且后期留色不佳，一般美瞳线文饰操作不超过 3 次。

（5）敷局部麻醉药时要格外小心，切忌局部麻醉药入眼，如发现受术者有眼部灼热、刺痛感的情况，立即用生理盐水冲洗眼睛。

五、术后护理的注意事项

术后护理是关系到医学美容文饰术最终效果的重要环节。手术后，一定要将术后护理要点告知受术者，指导受术者做好术后护理工作。

（1）注意避免施术部位沾水：术后 3～4 天，洗脸时避开施术部位，创面尽量不要碰水，防止污染创口及稀释表皮层中的色料。

（2）待结痂自然脱落：美瞳线做好后，渗出和浮色会使痂皮颜色加深，结痂后应待其自然脱落，不能人为地撕拉，以影响留色。

（3）1 个月后进行补色：结痂会在 2～3 周全部褪去。由于个人体质不同，可能有些地方会出现脱色或颜色变淡，需 1 个月后进行补色。

（4）不在眼睑部做其他手术：美瞳线术后的 3～4 周是眼睑皮肤的恢复时期。在此期间，如果在同一部位做双眼皮手术、睫毛种植术等其他项目，则会引起肿胀加剧，恢复期延长。待恢复完成后才可进行其他手术。

（5）在施术后 1 周内忌食刺激性食物，禁止吸烟和喝酒。

（6）术后若出现眼睑红肿、结膜或角膜干涩、灼热、痛痒等情况，应立即联系美容文饰技师进行处理。

作品赏析

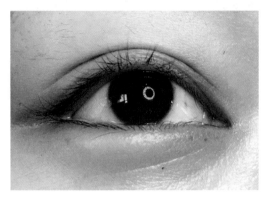

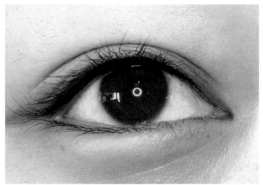

文饰前 文饰后

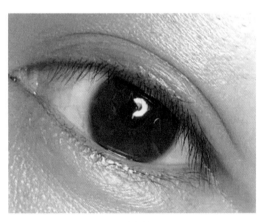

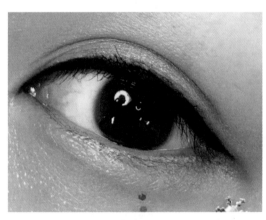

文饰前 文饰后

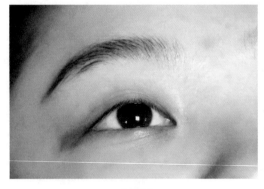

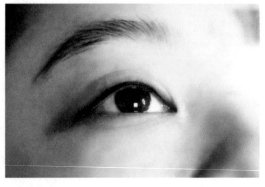

文饰前 文饰后

技能实训效果评价

实训项目名称		美瞳线文饰操作技术		
班级		姓名		学号
序号	评分标准		评分权重	得分
1	服务周到，服务热情		5 分	
2	与受术者沟通良好，对受术者的疑问解释得当		5 分	
3	受术者档案填写完整，受术者签署了知情同意书		5 分	
4	操作用品准备齐全		5 分	
5	物品消毒正确		5 分	
6	操作流程规范		10 分	
7	术前设计美观，受术者满意		10 分	
8	局部麻醉药的敷涂与去除方法规范正确，无不良反应		10 分	
9	术前准备规范、到位		10 分	
10	文饰操作规范，手法正确，无不良情况出现		10 分	
11	术后清洁护理操作规范正确		5 分	
12	无菌操作规范正确		5 分	
13	将术后护理的注意事项告知受术者		5 分	
14	文饰效果自然、美观，受术者满意		10 分	
	总分		100 分	
教师评语				
改进意见				

（徐文娟）

综合实训 4　唇部文饰操作技术

实训目标

1. 掌握唇部文饰操作流程及技术。
2. 具备为受术者提供唇部文饰服务的技能。
3. 养成热情周到、严谨认真的服务精神。

唇部文饰操作
技术

一、实训用品的准备

　　唇线笔、文饰专用保鲜膜、一次性无菌帽、无菌棉签、消毒棉片、无菌纱布、无菌手套、一次性隔离衣、生理盐水、75% 的酒精、1‰ 的新洁尔灭消毒液、唇部文饰麻醉敷贴、唇部文饰专用色乳、色料戒指杯、文饰用品架、电动文饰仪、电动文饰仪全抛式一体针（圆 5 针）、唇部文饰术后修复膏。

二、唇部文饰操作技术的适应证与禁忌证

（一）适应证

（1）先天性的唇形不理想、唇峰不明显，导致唇部形态不好看。

（2）唇红线不清楚，或因为外伤出现断裂、缺损的现象。

（3）唇缘存在严重缺损、不齐，唇薄或是唇长短不成比例等问题。

（4）因为个人体质原因导致唇色发白、暗淡、缺乏光泽的情况。

（5）单纯地为了美容而文唇。

（二）禁忌证

（1）精神异常人群。

（2）过于追求完美的人群。

（3）瘢痕体质者。

（4）患有糖尿病、高血压、心脏病等疾病的人群。

（5）处于月经期、哺乳期、妊娠期的人群。

（6）血液病患者，如血友病患者、血小板减少症患者。

（7）患有乙型肝炎等传染病者。

（8）先天性唇部肥厚、口唇大，且缺陷非常明显者（在半永久文饰后，缺陷会更加突出，不宜进行操作）。

三、实训方法及步骤

（一）术前设计

（1）沟通：术前的沟通是非常重要的环节，应对受术者的情况进行有效的登记，了解受术者的身体健康状况，判断受术者是否符合唇部文饰操作的适应证，是否有禁忌证。进一步了解受术者的审美喜好及期望效果。告知受术者操作的基本流程、注意事项及可能出现的问题。

（2）选择色料：为受术者介绍色料的种类、色号及其术后效果，根据受术者的肤色、年龄、经济承受能力等因素推荐适合的色料，在充分沟通的基础上，确定色料。

（3）设计唇形：受术者端坐于化妆镜前，美容文饰技师站立于受术者的左前方或右前方，根据受术者的肤色、唇色、年龄等选择适合的唇线笔，根据受术者的脸型、气质、年龄等为受术者勾勒唇形，并用唇膏添加唇色，嘱受术者仔细观察，依据自己的审美喜好提出意见及建议，美容文饰技师根据受术者的意见及建议进行适当调整，直到受术者满意为止（图10-16）。

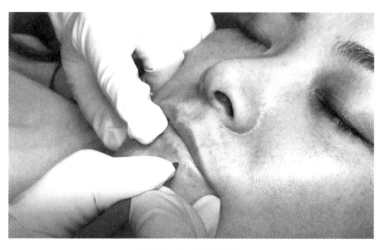

图10-16　设计唇形

（4）签署同意书：在受术者同意操作后，让受术者签署医学美容文饰技术告知同意书（格式见附录）。

（二）建立受术者档案

将客户的基本信息、既往情况、色料选定情况等进行记录，建立受术者档案（受术者档案的具体格式参考附录）。

（三）文饰操作

（1）清洁及消毒：帮受术者戴一次性无菌帽，用卸妆产品卸去唇膏及唇线。用唇部去角质产品去除多余角质，以利于操作。用生理盐水、1‰的新洁尔灭消毒液、无菌棉签对受术者的唇部黏膜、周围皮肤进行清洁及消毒。

（2）敷局部麻醉药：将消毒棉片垫在受术者的唇齿之间，以防局部麻醉药入口后刺激口腔内部及咽喉部位，进而引起不适。唇部文饰麻醉敷贴贴于唇部及周围皮肤，用文饰专用保鲜膜覆盖麻醉敷贴，以利于药物吸收，敷麻醉敷贴的时间为 20～25 分钟（图 10-17）。

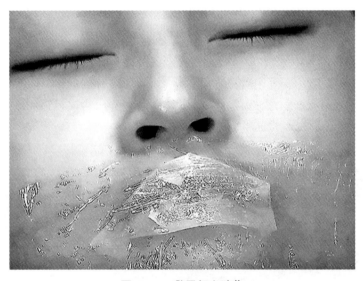

图 10-17 敷局部麻醉药

（3）术前准备：在为受术者敷麻醉敷贴期间，进行术前准备工作。

1）用具准备：检查操作用品是否准备齐全。

2）色料准备：按术前设计方案，将准备好的色料放置于色料戒指杯中备用。

3）术者准备：美容文饰技师穿一次性隔离衣，戴无菌手套，将全抛式一体针安装于电动文饰仪上。

（4）除去局部麻醉药：敷麻醉敷贴20~25分钟后，除去保鲜膜及麻醉敷贴，用无菌棉签将药物残留轻轻擦拭干净。

（5）文饰操作：美容文饰技师坐在美容凳上，调节与受术者的相对位置及角度，以便于操作，将色料戒指杯戴于左手示指或中指。

打开电动文饰仪电源开关，调节至合适转速，左手拇指和示指固定受术者两颊部皮肤，固定唇部以利于操作。右手持电动文饰仪，针尖蘸取少许色料，垂直入针，入针深度为0.2~0.5mm，术中注意观察皮损情况，以皮肤无出血、微量渗液为适宜（图10-18，图10-19）。

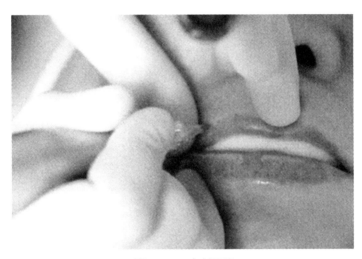

图10-18 点刺唇线

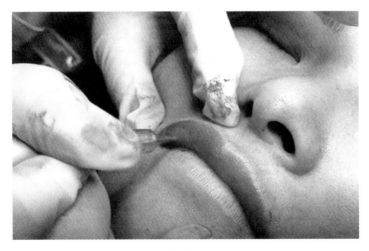

图10-19 文饰唇面

操作 2~3 遍之后，用无菌纱布及生理盐水擦去浮色，观察留色情况，着色不均匀时进行补色，使整个唇面色泽均匀。

（6）术后清洁：用无菌纱布及生理盐水将唇部及周围残留色料擦拭干净。取出无菌纱布，嘱受术者用漱口水漱口，清洁口腔内可能残留的色料。

（7）术后护理：将唇部文饰术后修复膏薄敷一层于操作部位以助愈合。

四、技法要点

（1）唇线操作不可留色过实，以免出现唇形突兀的不良效果。

（2）操作过程中，若受术者感觉疼痛，可用液体局部麻醉药缓解疼痛。唇部皮肤非常薄，操作过程中手法要轻、稳、慢，以防皮损加重，出现不良反应。

（3）口唇黏膜薄，黏膜下血管丰富，入针深度为 0.2~0.5mm，术中注意观察皮损情况，以皮肤无出血、微量渗液为适宜。

（4）出现不易留色现象，可反复多次操作，但不宜操作过多，以防皮损加重。

五、术后护理的注意事项

术后护理是关系到医学美容文饰术最终效果的重要环节。手术后，一定要将术后护理要点告知受术者，指导受术者做好术后护理工作。

（1）注意避免施术部位沾水：术后 3~4 天，洗脸时避开施术部位，创面尽量不要碰水，防止污染创口。

（2）术后 4~5 天，应注意口腔部位的消毒卫生。饭前饭后应用漱口水漱口，可用无菌棉签蘸取生理盐水清洁唇部，术后可服用抗生素 5~7 天，预防感染。

（3）术后不可撕拉口唇的结痂，待其自然脱落。

（4）在施术后 1 周内忌食刺激性食物，禁止吸烟和喝酒。

（5）术后若出现口唇疱疹、口唇部肿胀、痛痒、化脓等现象，立即联系美容文饰技师进行处理。

作品赏析

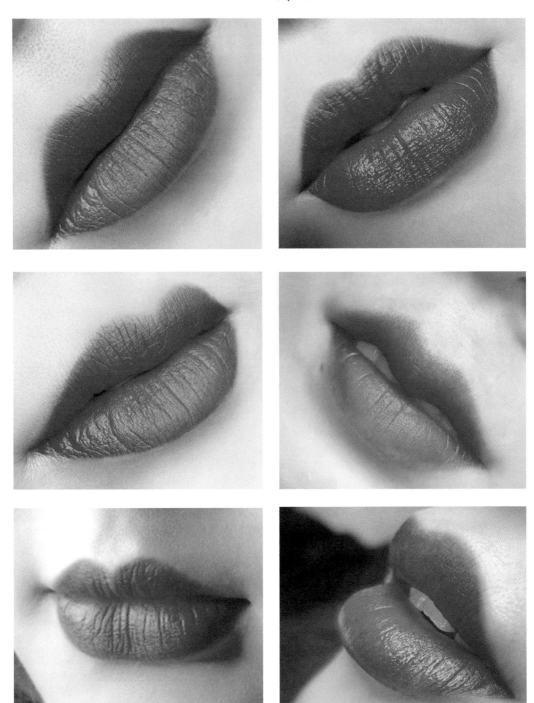

技能实训效果评价

实训项目名称		唇部文饰操作技术		
班级		姓名		学号
序号	评分标准		评分权重	得分
1	服务周到，服务热情		5分	
2	与受术者沟通良好，对受术者的疑问解释得当		5分	
3	受术者档案填写完整，受术者签署了知情同意书		5分	
4	操作用品准备齐全		5分	
5	物品消毒正确		5分	
6	操作流程规范		10分	
7	术前设计美观，受术者满意		10分	
8	局部麻醉药的敷涂与去除方法规范正确，无不良反应		10分	
9	术前准备规范、到位		10分	
10	文饰操作规范，手法正确，无不良情况出现		10分	
11	术后清洁护理操作规范正确		5分	
12	无菌操作规范正确		5分	
13	将术后护理的注意事项告知受术者		5分	
14	文饰效果自然、美观，受术者满意		10分	
总分			100分	
教师评语				
改进意见				

（徐文娟）

附　　录

××医学美容中心医学美容文饰技术受术者告知同意书

亲爱的受术者朋友：

医学美容文饰技术是女性完善美、升华美的一种方式，为了实现最佳的医学美容文饰技术效果以及更好地服务于受术者朋友，请您在选择医学美容文饰技术前认真阅读以下内容及注意事项，并确认您已知悉以下内容。

一、选择医学美容文饰技术的受术者需年满18周岁，且具有独立的民事和刑事能力。

二、受术者确认自己并无皮肤病或传染性疾病（如肝炎、艾滋病及性病）。若有此类疾病但并未及时告知服务方的，由此产生的后果由受术者方自行承担。

三、受术者确认自己并无破伤风病史，无心脑血管疾病（高血压、低血压）、糖尿病以及身体过于虚弱、感冒等影响操作的疾病。若有此类疾病，但并未告知服务方的，由此产生的后果由受术者方自行承担。

四、本中心不接受严重不符合人体美学的文饰要求。

五、医学美容文饰术后务必遵守以下术后注意事项，若因受术者在医学美容文饰术后护理不周，造成文饰褪色等不良文饰效果，责任自负。

1. 术后一周内不要将化妆品或护肤品涂到术区创面处，以免引起颜色偏色。

2. 术后一周内忌食海鲜、羊肉等易引发过敏反应的食物。

3. 术后一周内禁止饮酒、游泳、汗蒸等。

4. 术区皮肤结痂务必待其自然脱落。

六、为受术者服务过程中所使用的文饰针具、色料杯及手套等，均为一次性物品，请放心使用。

七、若医学美容文饰术后出现不良反应，请及时联系美容文饰技师进行处理。

八、因个人体质问题出现不良反应，如瘢痕组织区域不上色、褪色等情况，本中心概不负责。

九、由于个人体质和皮肤肤质上的差异，医学美容文饰术后均有上色深浅不同的情况，上色较浅者，自操作之日起半年内，受术者可享受免费补色一次。

十、在签订协议并付款后，因受术者无法承受疼痛或因个人原因而中途放弃，不予退款。

十一、本告知书的最终解释权归服务方（××医学美容中心）所有。

受术者方本人明白并同意上述所有内容，请签字确认。

受术者签字：

美容文饰技师签字：

操作日期：　　年　　月　　日

眉部文饰服务受术者档案

受术者信息	姓名		性别		出生年月	
	家庭住址					
	联系方式					
文饰技师信息	姓　名					
	工　号					
	技术等级					
受术者基本情况确认	受术者是否有下列情况，请在确认的情况后面打钩					
	1．有严重的高血压、心脏病、糖尿病、肾病、神经系统疾病等（　　） 2．有乙型肝炎、艾滋病等传染病（　　） 3．有利多卡因、普鲁卡因、丁卡因等麻醉药物过敏史（　　） 4．是瘢痕体质（　　） 5．有精神疾病史（　　）					
	受术者基本情况评价	1．基本情况良好，适合进行眉部文饰技术操作（　　） 2．基本情况不佳，不适合进行眉部文饰技术操作（　　）				
受术者眉部情况确认	受术者是否有下列情况，请在确认的情况后面打钩					
	1．眉部及周围皮肤有感染性病灶或过敏现象（　　） 2．眉部有瘢痕（　　） 3．有严重的上眼睑下垂（　　） 4．原生眉毛有明显的不对称（　　） 5．眉部皮肤皮脂腺旺盛，不利于留色（　　） 6．眉部有老式文眉底色（　　）					
	受术者眉部情况评价	1．眉部情况良好，适合进行眉部文饰技术操作，且预计术后效果佳（　　） 2．眉部情况中等，适合进行眉部文饰技术操作，但预计术后会有部分区域不留色、双侧眉形不能完全对称、老式文眉底色不能完全遮盖等瑕疵（　　） 3．眉部情况不佳，不适合进行眉部文饰技术操作（　　）				
术前设计情况	受术者对设计满意度确认					
	满意（　　）不满意（　　） 　　　　　　　　　　　受术者签字：					

色料 选择 情况	色料品牌	
	色料色号	
	色料配伍方案	
文饰 术式 选择	确认选择的眉部文饰术术式，并在术式名称后打钩。如采用的是其他术式，请在其他术式一栏中注明	
	常规 术式	1. 半永久线条眉　（　　　） 2. 半永久雾妆眉　（　　　）
	其他 术式	
文饰技术 服务时间	年　　　月　　　日　　　　　上午：　时　　分 下午：　时　　分	
服务收费	小写　¥：	大写　　　万　仟　佰　拾　元整
受术者确认签字		
文饰技师确认签字		

美瞳线文饰服务受术者档案

受术者信息	姓名		性别		出生年月	
	家庭住址					
	联系方式					
文饰技师信息	姓　名					
	工　号					
	技术等级					
受术者基本情况确认	受术者是否有下列情况，请在确认的情况后面打钩					
	1. 有严重的高血压、心脏病、糖尿病、肾病、神经系统疾病等（　　　） 2. 有乙型肝炎、艾滋病等传染病（　　　） 3. 有利多卡因、普鲁卡因、丁卡因等麻醉药物过敏史（　　　） 4. 是瘢痕体质（　　　） 5. 有精神疾病史（　　　）					
	受术者基本情况评价	1. 基本情况良好，适合进行美瞳线文饰技术操作（　　　） 2. 基本情况不佳，不适合进行美瞳线文饰技术操作（　　　）				
受术者眼部情况确认	受术者是否有下列情况，请在确认的情况后面打钩					
	1. 患有结膜炎、青光眼等眼病（　　　） 2. 眼睑有睑腺炎等感染性病灶（　　　） 3. 睑缘有瘢痕（　　　） 4. 上眼睑有明显的松弛和下垂，遮挡上眼睑睫毛根部（　　　） 5. 上眼睑睫毛根部不能完全暴露（　　　） 6. 眼球明显外凸（　　　） 7. 睫毛稀疏，色泽淡（　　　） 8. 有老式文眼线底色（　　　）					
	受术者眼部情况评价	1. 眼部情况良好,适合进行美瞳线文饰技术操作,且预计术后效果佳（　　　） 2. 眼部情况中等，适合进行美瞳线文饰技术操作，但预计术后会有部分视觉效果不显著、老式文眼线底色不能完全遮盖等瑕疵（　　　） 3. 眼部情况不佳，不适合进行眼部文饰技术操作（　　　）				
术前设计情况	受术者对设计满意度确认					
	满意（　　　）不满意（　　　） 　　　　　　　　　　　　受术者签字：					

色料选择情况	色料品牌	
	色料色号	
	色料配伍方案	
文饰术式选择	确认选择的文饰术术式，并在术式名称后打钩。如采用的是其他术式，请在其他术式一栏中注明	
	常规术式	1. 半永久美瞳线无尾翘（　　　） 2. 半永久美瞳线有尾翘（　　　）
	其他术式	
文饰技术服务时间	年　　月　　日　　　　　上午：　　时　　分 下午：　　时　　分	
服务收费	小写　　￥：　　　　　大写　　万　仟　佰　拾　元整	
受术者确认签字		
文饰技师确认签字		

唇部文饰服务受术者档案

<table>
<tr><td rowspan="3">受术者
信息</td><td>姓名</td><td></td><td>性别</td><td></td><td>出生年月</td><td></td></tr>
<tr><td>家庭住址</td><td colspan="5"></td></tr>
<tr><td>联系方式</td><td colspan="5"></td></tr>
<tr><td rowspan="3">文饰
技师
信息</td><td>姓名</td><td colspan="5"></td></tr>
<tr><td>工号</td><td colspan="5"></td></tr>
<tr><td>技术等级</td><td colspan="5"></td></tr>
<tr><td rowspan="3">受术者
基本
情况
确认</td><td colspan="6">受术者是否有下列情况，请在确认的情况后面打钩</td></tr>
<tr><td colspan="6">1．有严重的高血压、心脏病、糖尿病、肾病、神经系统疾病等（　　　）
2．有乙型肝炎、艾滋病等传染病（　　　）
3．有利多卡因、普鲁卡因、丁卡因等麻醉药物过敏史（　　　）
4．是瘢痕体质（　　　）
5．有精神疾病史（　　　）</td></tr>
<tr><td>受术者基本
情况评价</td><td colspan="5">1．基本情况良好，适合进行唇部文饰技术操作（　　　）
2．基本情况不佳，不适合进行唇部文饰技术操作（　　　）</td></tr>
<tr><td rowspan="3">受术者
唇部
情况
确认</td><td colspan="6">受术者是否有下列情况，请在确认的情况后面打钩</td></tr>
<tr><td colspan="6">1．唇部皮肤及黏膜有感染性病灶（　　　）
2．唇部皮肤及黏膜有瘢痕（　　　）
3．患有慢性唇炎（　　　）
4．原有唇线不明显（　　　）
5．原有唇色发暗（　　　）
6．原有唇形偏大或偏小（　　　）
7．有老式文唇线底色（　　　）</td></tr>
<tr><td>受术者唇部
情况评价</td><td colspan="5">1．唇部情况良好，适合进行唇部文饰技术操作，且预计术后效果佳（　　　）
2．唇部情况中等，适合进行唇部文饰技术操作，但预计术后会有唇形调整不显著、老式文唇线底色不能完全遮盖等瑕疵（　　　）
3．唇部情况不佳，不适合进行唇部文饰技术操作（　　　）</td></tr>
</table>

术前设计情况	受术者对设计满意度确认				
	满意（　　　）　　　　　　　　不满意（　　　） 　　　　　　　　　　　　　　　　　受术者签字：				
色料选择情况	肤色情况	色度	浅色（　　　）　偏黄（　　　）　　中等（　　　） 偏深（　　　）　深色（　　　）		
	唇色情况	色系	暖色调（　　　）　　　　　冷色调（　　　）		
	是否需要转色	是（　　　）　否（　　　）			
	色料品牌				
	色料色号				
	色料配伍方案				
文饰术式选择	确认选择的唇部文饰术术式，并在术式名称后打钩。如采用的是其他术式，请在其他术式一栏中注明				
	常规术式	1. 半永久水晶唇（　　　） 2. 半永久咬唇（　　　）			
	其他术式				
文饰技术服务时间	年　　月　　日　　　　上午：　时　　分 　　　　　　　　　　　　下午：　时　　分				
服务收费	小写	￥：		大写	万 仟 佰 拾 元整
受术者确认签字					
文饰技师确认签字					

党的二十大精神进教材方案

习近平总书记在党的二十大报告中指出："办好人民满意的教育。……统筹职业教育、高等教育、继续教育协同创新，推进职普融通、产教融合、科教融汇，优化职业教育类型定位。"《中共中央关于制定国民经济和社会发展第十四个五年规划和二〇三五年远景目标的建议》指出，"增强职业技术教育适应性，深化职普融通、产教融合、校企合作，探索中国特色学徒制，大力培养技术技能人才。"办好职业教育，既要适应高质量发展的新常态、科学技术进步、社会发展的需要，提高职业教育培养人才供给侧满足区域经济社会发展需求侧的程度；也要适应学生自身发展和家长对"人民满意教育"的个体需要；更要满足职业教育学生在学期间的学习、生活和基本感受，为职业教育学生未来工作和生活奠定基础。教材建设作为教育教学改革实施的重要环节，是党的二十大精神进课堂、进头脑的重要保障。

医学美容文饰技术是医学美容技术专业学生必须掌握的职业技能，也是专业的核心课程，《医学美容文饰技术》作为教材，既是知识和技能的载体，又是人生观、价值观、职业观、爱国主义教育的主要阵地，肩负着培养无私奉献、爱岗敬业、德技双馨医学美容技术专业人才的重任。

本教材在建设过程中坚持以立德树人为根本任务，注重学思结合、知行统一，注重培养学生热诚服务、精益求精、善于思考、勇于探索的精神和善于解决问题的实践能力。

课程思政教学案例

序号	知识点	案例	思政建设目标
1	第1章 第4节 医学美容文饰技术的规范化操作标准	1. 严守职业规范，做严谨医美人宣传片 2. 各地查处的非法医美从业案件解析	1. 树立职业法规意识，严守职业操作 2. 培养严谨认真的职业精神
2	第2章 第1节 容貌美学	中国历代容貌美学变迁纪录片	1. 增强民族文化的认同感和自豪感 2. 开展美育教育。树立健康的审美观，与流行文化中不健康的审美取向做斗争
3	第2章 第2节 医学美容文饰技术设计	医学美容文饰技师热诚服务、真诚沟通	1. 筑牢为人民服务的职业意识 2. 深化真诚服务的职业理念 3. 培养善于沟通的职业能力

序号	知识点	案例	思政建设目标
4	第3章 医学美容文饰技术的无菌技术与消毒灭菌	医学美容文饰术后不良反应发生的案例分析	1. 筑牢无菌操作意识 2. 深化医美服务以健康安全为第一的职业理念
5	第7章 实训1 眉形设计实训 实训2 手工文饰笔眉部线条绘画实例 实训3 文饰仪文饰眉部线条绘画训练 实训4 眉部线条文饰技法实训	1. 医学美容文饰技术优秀绘画作品欣赏 2. 开展学生作品比赛	1. 培养学生技能学习精益求精的职业精神 2. 培养学生自信勇敢的健康人格
6	第10章 医学美容文饰技术综合训练	1. 优秀医学美容文饰技师工作过程展示 2. 优秀医学美容文饰技师成长经历宣讲	1. 坚定爱岗敬业的职业精神 2. 树立远大的职业理想 3. 培育美业匠心精神 4. 深化职业理念和职业道德教育